精神科看護
THE JAPANESE JOURNAL OF PSYCHIATRIC NURSING

2015.1 CONTENTS
vol.42 通巻268号

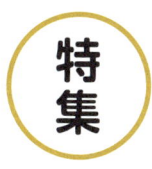

特集

身近なところから はじめる・考える 「患者参画」

004 【座談会】
身近なところからはじめる・考える「患者参画」
畠山卓也　大山智華　竹内香　佐々木康平

018 行動制限最小化と患者参画
コントロール主義から患者・看護師協同主義へ
湯田文彦

025 患者参画は退院支援の"要"
武田直子

新連載

034 ◀ WRAP®をはじめる！
第1回　WRAP®をつくり，使うようになるまで
増川ねてる

研究報告

057 ◀ 地域で生活する精神障がい者のリカバリーに関する要因分析
就労継続支援B型事業所における参与観察を通して
大崎瑞恵　大西アリナ　大井美紀

連載

042 ◀ 過古のひと　夜明け前の看護譚 ⑨
重黒木 一

067 ◀ 看護に行き詰ったら，当事者に訊いてみよう ⑦
小峯　丸長有人　尚子　後藤美枝子　小生意気な患者　渡辺順郎　貴水実久里

070 ◀ 清里 楽園生活のススメ ③
吉田周平

072 ◀ 喪失と再生に関する私的ノート ⑬
米倉一磨

074 ◀ 土屋徹のjourney&journal ㊻
土屋 徹

076 ◀ 坂田三允の漂いエッセイ ⑯
坂田三允

078 ◀ 本との話
◆『モーズレイ摂食障害支援マニュアル─当事者と家族をささえるコラボレーション・ケア』
渡邊貴史

Ⅰ ◀ 形なきものとの対話 ㊺
竹中星郎

Ⅱ ◀ 写真館 ⑭ ◆ 清武久美子さん
大西暢夫

049 ◀ クローズアップ
在宅支援診療所おおいしクリニック／京都府京都市
編集部

066 ◆ まさぴょんの精神科看護日常茶飯事
080 ◆ 次号予告・編集後記

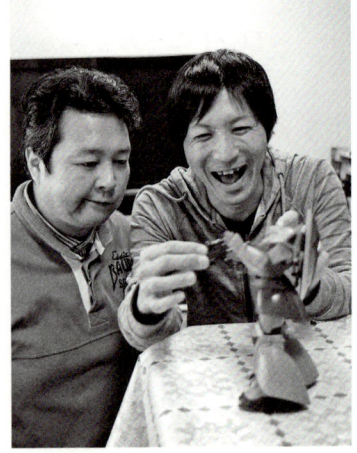

特集

身近なところからはじめる・考える「患者参画」

◉【座談会】身近なところからはじめる・考える「患者参画」
◉ 行動制限最小化と患者参画
◉ 患者参画は退院支援の"要"

特集にあたって

◉東京医科歯科大学医学部附属病院◉
松岡裕美

　交通事故で片足に大きな傷を負ったAさんは，保存的治療か下肢切断かという選択を迫られていた。保存的治療をしても歩ける可能性は低く，かつ切断に比して入院期間は3倍になる。そのうえ，その過程で何か問題が起これば結局切断することになる。Aさんは，医療チームや家族と何度も情報のやりとりを行いながら，切断する意思を固めていった。

　咽頭がんのBさんは医師，妻，娘たちに咽頭全摘出を勧められながらも，「80歳を前にいまさら死んだように生きたくない」と部分切除を決定した。手術前まで妻と口論していたBさんだったが，麻酔から覚めたときは「声が出る。ありがとう……」と，妻を見ながらぽろぽろと涙を流した。いずれも，リエゾンナースとしてかかわった身体科のケースである。AさんもBさんもつらい選択を迫られており，この先もまだまだ困難に遭遇するだろうが，あがきながらの決定には誇りをもってもらいたい。

　身体科では当然のようになされる患者への情報提供だが，決定は患者任せになりがちである。一方で，精神科では病状への過剰な配慮から医療者主導で判断することが多いのが実情だ。重要な局面であるほど，人は混乱するものである。むしろ，そのように反応してよいと保証される必要がある。精神科看護師は，患者とともに歩む粘り強さと温かさを身につけている。その感性をさらに磨き，患者が自分の人生を生きるための決定の1つ1つを支えていってもらいたいと願う。

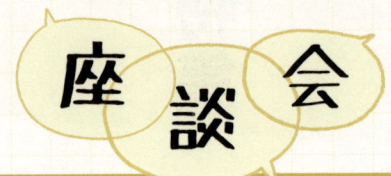

座談会

身近なところからはじめる・考える「患者参画」

公益財団法人井之頭病院
精神看護専門看護師（東京都三鷹市）
畠山卓也 はたけやま たくや

同 看護師
大山智華 おおやま ちか

同 看護師
竹内 香 たけうち かおり

同 看護師
佐々木康平 ささき こうへい

　精神科看護の世界においても馴染み深い言葉となってきている「患者参画」。しかし，あらためてその意味を考えてみたとき，単に「治療について説明をする／同意を得る」「看護計画を一緒につくる」といったような形式をとっていれば，それは直ちに「患者参画」（をしている）といえるのかという疑問も生じてきます。そこで2回に分けた今回の座談会では，身近な，日々の看護実践のなかから「患者参画」の意味を再考していきたいと思います。

「関係性」からはじまる「患者参画」

畠山卓也さん　大山智華さん
竹内 香さん

身近なところから考える「患者参画」

畠山　普段，看護計画を立てる際，ともすると私たち看護師は問題解決型思考のもと，患者さんの問題点にばかり焦点をあててしまいがちです。しかし一方で，看護を展開していくうえでは，患者さんと協働しながら1つの目標に向かっていく必要があります。つまり，広義の「患者参画」が必要になるわけです。そこで今回の座談会では，身近な看護実践のなかから「患者参画」の意味について考えていきたいと思います。

　まず，大山さんと竹内さんは，看護計画を立てる，あるいは患者さんと協働していくうえで，何か工夫していることはありますか。

大山　おそらく，私はこれまで「患者参画」ということをあまり意識してこなかったのだと思います。今回「患者参画」というテーマをいただいてあらためて考えてみたとき，「患者さん，医師や看護師，その他のスタッフがチームとしてかかわっていきます」と話していたわりに，私の看護計画は一方通行なものだったのではないかと感じてしまいました。

　私はいまアルコール依存症病棟に勤務しているのですが，患者さんは必ずしもご自身の問題を自覚したうえで入院してきているわけではありません。やはり「依存」というぐらいですから，「（医療者に）治してもらってあたりまえ」という思いもあり，そうした患者さんに私

特集 身近なところからはじめる・考える「患者参画」

たちは「自立」を促そうとしてかかわるわけです。しかし逆にいえば，看護師はその分"楽"をしているのではないかと感じたのです。そう考えると「自分がこれまでやってきた看護とは一体なんだったのだろう……」というところまで考えてしまいました。受け持ち患者さんとの間でも，「あなたの病気はこういうものですが，そのうえであなたが困っていることはなんですか」「私たちに求めるものはなんですか」という問いかけを，もっとすべきではなかったかと思っています。

畠山 いまのお話を聞いていると「患者参画」という言葉に少し踊らされていないかなという印象を受けました。というのは，「患者参画」というと，なんでも患者さんの希望を聞き入れて，それを実現しなくてはいけないと考えてしまう人が多いように思います。しかし，入院しているということは当然治療を受けにきているわけですから，ある一定の目標を達成できなければ退院はできないわけです。そういう意味では，キュアやケアにはそれなりの"縛り"もあるのだと思います。その"縛り"のなかで目標や方向性を決めていくわけですが，その過程で「患者さんはどう思っているのだろうか」と考えて，看護を展開していくことが大切なのだと思います。とりわけ依存症や急性期の現場では，患者さんと話をしなければ何も進んでいかないのではないでしょうか。そうした文脈で「患者参画」をとらえてほしいという思いがあります。

私が考える「患者参画」とは，簡単にいえば患者さんと一緒に"落としどころ"を見つけて，そこに向かってともに歩んでいくことです。患者さんの希望，家族が望むこと，その人の生活が破綻しないように医師や看護師が望むこと，それらすべてをひっくるめたうえでの"落としどころ"です。まっさらのところから患者さんの希望を1つ1つ聞いていって，それを叶えていかなければ「患者参画していない」「患者さんを大切にしていない」というふうには考えなくてもよいのではないかと思います。

「関係づくり」というキーワード

畠山 そうした意味であらためて考えてみると，日々の看護実践のなかで「患者参画」はしていませんか？

大山 そういわれてみると……やっているかもしれません。ただ，アルコール依存症の場合ですと，患者さん自身の目標が「上手にアルコールを飲めるようになりたい」というものだったりします。つまり，本人は「問題ない生活だったのに，気づいたら入院させられていた」と思っており，そこがスタートラインになっています。そうした患者さんもステップを踏みながら少しずつ変わっていくのかもしれませんが，その時点では「この患者さんは病気に関する知識が不足しているな」と考えて看護計画を立てるわけです。しかし患者さんは「知識不足」と見なされて看護されていることは知らないわけですから，これはやはり"一方通行"の看護なのではないかなと感じるのです。とはいえ，最初から「あなたは病気に関する知識が不足しています。そこで私たちはこういう看護計画を立てました」と言われても，患者さんは戸惑うだけかもしれませんが……。

畠山 大山さんが患者さんだったらどう思いますか？

座談会

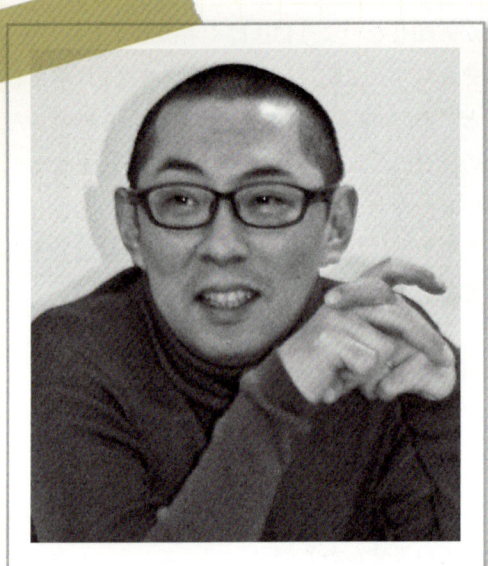

畠山卓也さん（本誌編集委員）

大山 やはり反発すると思います。

畠山 そうですよね。ただ，たしかに治療の初期には指摘しないにせよ，どこかの段階で患者さんに投げ返す必要はあると思います。「上手にアルコールを飲めるようになりたい」ということは，アルコール依存症の患者さんが最初のころよく話すことです。

しかし，治療を進めていくと患者さん自身が，どこかの段階で自分の問題に気づきはじめることがあると思います。「大丈夫と思って飲んでしまっていたことが，いまの状態につながっていたのですね」と患者さんのほうから言われたとき，大山さんはどう感じるでしょう。

大山 そこに気づいてもらうことが，治療や断酒を続けていくうえでもっとも大切になってくるので，やはりうれしいですね。ただ，それは看護師として何かできた喜びというよりは，自分で病気を受け入れて，そのうえで問題に向きあってくれたことをうれしく思うという意味です。

やはり，まずは関係づくりが大切になってくると思います。

畠山 いま「関係づくり」という言葉がでましたが，病気を受け入れられていない患者さん，治療に抵抗を示す患者さんとは，どのように関係をつくっていくのでしょうか。

大山 実際「お酒のない生活は考えられない」と思っている患者さんは多いです。そこでは，目標はひとまずどういうことであってもよいので，よりよく生きていくためにはどういうことをしたらよいかを考えていきます。

また，気持ちに寄り添うことを大切にしています。患者さんに「こういうことを言わなければいけないのではないか」と思わせる雰囲気をつくるのではなく，「自分の話したことを受け入れてくれる人がいる」と思ってもらえるようにすること。そのなかで患者さんは安心して，正直な気持ちを話せるようになるのではないかと思います。極論ですが，目標が「また上手にお酒を飲めるようになる」ということであっても，"ひとまずは"そこに向けて一緒に取り組んでいくのでもよいのではないかなと思っています。最終的に治療に乗ってくれた患者さんのなかには，そういうかかわりを「すごくよかった」といってくれる方もいて手応えを感じることもありますが，やはり難しいですね……。

入院・治療に抵抗する患者さんに対して

畠山 竹内さんはどうでしょう。竹内さんは急性期病棟にもいたので，どちらかといえば強制的に入院となった患者さんとかかわることが

特集　身近なところからはじめる・考える「患者参画」

多かったと思います。医療保護入院や措置入院の患者さんのなかには，入院に対して拒否的，また疾患を受け入れることにも抵抗がある人も多いと思います。竹内さんは，こうした患者さんとはどのようにかかわってきましたか。

竹内　関係づくりが重要であるということは，同じだと思います。医療保護入院などの患者さんのなかには入院当初はとても苦しんでいる方もいて，たとえば食事を自分で摂ることができるようになるまでにも時間がかかります。そこでも，日々のかかわりのなかで関係性をつくっていって，やがて「この人が勧めるのだから食事をしてみよう」と思ってくれるようになれば，そこで点滴も外せるようになるわけです。

ここで大切にしているのは，「あなたが病気だからということではなく，いまのあなたはとてもつらそうに見える。私もいろいろとかかわりをもって話を聴いてきましたが，つらさが変わっているようには見えません。なので，つらさを和らげるためにいろいろ試してみたいのです。たとえば，薬を飲んでみたらどうでしょう」といったような投げかけです。また，薬を飲んでもらえたのならば「楽になりましたか？もし楽になったと感じたなら，つらくなったときにまた飲んでみましょう」と振り返りをしていきます。そうしたやりとりのなかで関係性は深まっていき，ある人は治療に乗って回復も進んでいきます。

畠山　反対に，なかなか治療に乗らない患者さんの場合はどうでしょう。

竹内　ものすごく興奮している措置入院の患者さんなどの場合は，ある程度は強制的に拘束して点滴という流れになってしまいます。た

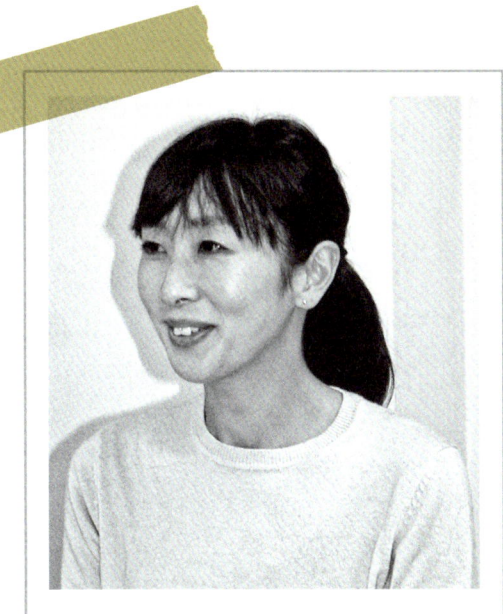

大山智華さん

だそれでも，後に「点滴してみてどうでしたか」と振り返っていくと，その後大抵は治療に乗ってきてくれるように思います。極稀に，どうしても治療に乗らない患者さんもいますが……。

双方向の「信頼」

畠山　ここまでのお話で共通しているキーワードは「関係づくり」であると思います。大山さんは，治療的に望ましくない目標であっても，"ひとまずは"聞いてあげるということ。一方，竹内さんは，いまの苦しい状況を一緒に共有しながら，そのうえで「これをするとこうなりますよ」と道筋を示しながら，振り返りをきちんとして，ステップを1つずつ上がっていくこと。2人ともそうしたプロセスをたどりながら，関係性をつくっていくということでした。そこで，こうした関係性を患者さんとつくるこ

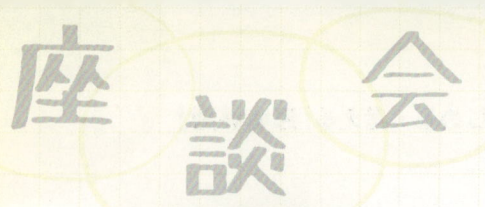

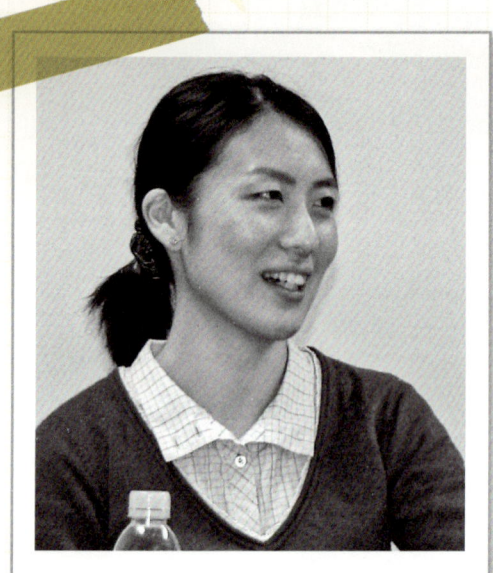

竹内 香さん

との大切さを考えるうえで、特に印象に残っている患者さんとのエピソードを教えていただけますか。

竹内 先ほど大山さんのお話を聞いて思い浮かべたのは、ある任意入院の女性患者さんでした。この方はとても明るく、エネルギッシュな方で、目標を一緒に立てる際にも「子どもがほしい」「結婚したい」と話していて、看護師からすると「いまの目標はそこじゃない気がするのだけど……」という感じでした。ただそれ以前に、薬が飲めていない、生活リズムが整っていない、妄想があるといった問題があったのですが、それらをどうにかしようとしてかかわりをもっているうちは、あまりうまくいかなかったのです。そこで「結婚する」ことをひとまず目標として、そのためにいま何をする必要があるかを考えていきました。

具体的には、話す時間を極力とるようにして、「結婚する」「子どもをつくる」ためには、それ以前に何をしなければいけないかを一緒に考え、それらを紙に書き出していきました。そのなかで「これをできるようになりたい」という細かい目標も出てくるのですが、「いまの状態ではこれを達成することは難しいので、これを叶えるためには何をする必要がありますか」とさらに細かくやるべきことを紙に書いて、壁に貼っていきました。その「やるべきこと」を毎日行うようにして、実現できていれば一緒に喜ぶという感じでした。「結婚する」手前の細かな目標にしても、看護師の視点からすると、ちょっとずれているかなと思うところもあったのですが。

もう1人、印象に残っている患者さんがいます。その方は、隔離されていたのですが、ものを投げたり大声を上げたり、いつも周囲を威嚇しているのですが、どこか脅えているようにも感じたのです。例えるなら、子犬が脅えているがゆえに、ずっと鳴き続けているかのようでした。薬も飲めず、睡眠も十分ではなさそうでした。食事も摂らないし、医師のことも信用していない。その患者さんに対しても、とにかく心がけていたのは、やはり話を聴くことでした。内容は妄想的でもあるのですが「それは大変でしたね……」「そのときはどうしていたのですか」という姿勢で聴いていました。

そうして1時間ほど話を聴き、そのうえで「いまいろいろと話をしてくれて、少しスッキリしたかもしれませんが、根本的な苦しみは軽くなっていないのではないですか。私にはそう見えるし、その姿をもどかしく思います。ですから、その苦しみを軽減する1つの選択肢として薬を飲んでみませんか」と返してみると、「わ

特集　身近なところからはじめる・考える「患者参画」

かったよ，飲んでみるよ」と言ってくれたのです。薬を飲んだ後も「スッキリしたよ」と言ってくれました。

その後，調子がすごく悪いときにほかのスタッフがかかわってくれていたのですが，「竹内さんの意見も聞いてみたい」と言ってくれたのだそうです。そこで「この間，調子が悪いときに薬を飲んで楽になったのではないですか。いまもこの間のようにしんどそうですし，薬を飲んでみませんか」と話して，そのあたりから頓服薬を飲めるようにもなり，定期の薬も少しずつ飲めるようになりました。それで隔離が解除され，同伴散歩から単独散歩となり，退院となりました。理由はうまく説明できませんが，この2つのケースは印象に残っています。

畠山　ここであらためて見えてくるのは，患者さんとただ何かを一緒に考えるだけでよいのかということです。つまり，関係性が構築できていない限りは，たとえ一緒に何かを考えたとしてもうまくいかないのではないでしょうか。

竹内　出会ったばかりで「私はあなたのことを心配しています。一緒に考えましょう」と言っても，患者さんは信用してくれません。薬を飲まない，食事を摂らない，そうした凸凹なプロセスを経ながら，徐々に育まれていく関係性が大切なのだと思います。

畠山　もう1つお聞きしたいのですが，いまお話してもらったケースでは，いずれも患者さんが竹内さんのことを信頼してくれていました。では，反対に竹内さんはその患者さんのことを信頼していましたか？

竹内　おそらく，先の患者さんたちが思い浮かんだのは「信頼」があったからだと思います。反対に，そうした関係性が築けない，「なんだか表面的な関係で終わってしまったな」と思うケースもままあります。

畠山　ただ，「関係（性）」という以上，1人の患者さんがすべての看護師と信頼関係を築けなければいけないということはないと思います。他のスタッフは「苦手だ」と言っているけれど，自分はグッと入っていけるということもあるでしょうし，その反対もあると思うのです。

言動の背景にあるもの

畠山　大山さんはいかがでしょう。

大山　私の印象に残っている患者さんは，退薬症状がとてもひどくて，いつもイライラしていました。プログラムや医師の方針にも不満があり，「なんで外出させてくれないんだよ！」と，毎日看護師をとっかえひっかえしながら文句を言っていたのです。しかし，その患者さんは退院する際，まるで別人のように穏やかな笑顔で病院を後にされました。この人のなかに一体何が起こっていたのだろうか，ということを知りたくて事例研究をしました。

この患者さんがイライラしていたとき，私もよく話を聴いていましたが，病棟スタッフ全員が同様に対応してくれていたようです。後は，揚げ足とりのようなクレームにもていねいに対応していたので，患者さんも安心して文句を言えていたのかなと思います。また，担当看護師としては，このイライラには症状とは別に，1人で抱えている何かがあるのではないかと感じていたので，チームのソーシャルワーカーに話を聞くと，実は「奥さんから別居を考えている」との相談を受けていることがわかりました。おそらく，患者さんもそのことに気づいていたの

座談会

ですが，誰にも相談できず苦しんでいたのではないかなと思います。その苦しみをなんとか言語化させてあげることはできないかと考え，個室で面談する時間を設けるようにしました。ですが，無理矢理聴き出すこともできないので，どうしたものかと悩んだ末，私も自分のプライベートについて話すようにして，そのなかでお互いに少しずつプライベートのことも話すことができる関係性をつくっていけないかと考えました。その結果，涙を流しながら，奥さんとうまくいっていないという話をしてくれました。このときに，私のことを信頼してくれているのかなと実感しました。

そこから，劇的に行動が変わっていったように思います。医師への不満もなくなり，外出もきちんと自分で計画して許可をもらったり，プログラムに参加して素直な発言ができるようになっていったのです。また，奥さんにも，別居を悲しく思っているという気持ちを素直に伝えたところ，奥さんもその変化を見て「別居や離婚を考え直そう」と言ってくれました。患者さんも変わり，奥さんも変わったのです。

そのときの看護について振り返ると，なんでも話しのできる関係をつくれたことがよかったのかなと思っています。また，先ほど畠山さんがお話していたように，「私はあなたを安心してみています」という，「信頼」しているという言葉がけをしていたかなと思います。

初めは，その患者さんに対して私も強い陰性感情があったのですが，よくよく話を聴いていくと，イライラにしても「気持ちがわかるな」と思えるところがあり，相手が信頼してくれたように私も信頼できるようになっていったのではないかと思います。すごく勉強させてもらえたケースでした。

鍵は関係性を深めていくなかで，一緒に目標に向かって歩むこと

畠山 竹内さんのケースでは，了解を示すといいますか，モチベーションを維持できるようにポジティヴな働きかけをしていたように思います。一方，大山さんのケースでは「垣根をとる」ことがキーワードであったと思います。

私たちは患者さんと出会った時点では，単に1人の"患者さん"と1人の"看護師"ですよね。しかし，ある時点から「この人とだったら話ができるかな」と思えるような関係になれるかどうかが問題になってきます。トラベルビーの「人間対人間の看護」論にも通じますが，そこが患者さんと看護師が一緒に目標に向かっていけるようになるかどうかの岐路になると思います。そこでは，竹内さんのかかわりのように，その人がモチベーションを保てるように意識してかかわることも大切です。また一方では，患者さんのほうから一歩近づいてもらえるようにするために，「垣根をとる」ことも大事なのではないでしょうか。そこから，お互いの感情が交わるダイナミックな展開も起こりますし，つらく大変な経験を語り／聴き，そのうえで今後どういう方法や選択肢があるのか提示していくこともできるようになります。冒頭で大山さんは「（患者参画は）できているのかわからない」と否定的でしたが，やはり大山さんも竹内さんも日々の看護のなかで「患者参画」を実践しているのだと思います。

お二人のお話を聞いていて，「関係性」をいかに構築し，ケアのなかに取り込めるかが「患者

参画」の鍵になるのだと思いました。患者さんのところにクリニカルパスをもっていって，表面的に「こうします」「ああします」と説明し同意を得ることが「患者参画」ではないのです。

自分の思い・期待を伝えるか

畠山 もう1つお聞きしたいのですが，患者さんに「こういう看護をしたい」「私はあなたにこうなってほしいと思っています」という自身の思い，あるいは「あなたにはこういう力があると思っていて，あなたが望めばこんなこともあんなこともできると思います」といった期待を率直に話していますか。

大山 私は言えていないかもしれません。「お酒をやめてほしい」とこちらが押しつけることは，その患者さんが断酒していくうえでの抵抗を生むのではないかと思ってしまうのです。私は，断酒した人たちがとても魅力的で，温かい人たちだということを知っているので，「こっちの世界に行きましょう」という思いはあるのですが，ご自身がまだお酒にしがみついているうちは，それも響かないだろうと思ってしまうのです。

もちろん，日常生活のなかで「こういうこともできますよ」「こういった時間の過ごし方もできますよね」といった程度のことを話すことはありますが。

畠山 たしかに，アルコール依存症の患者さんの場合は，やや特殊でもあります。

ただ，私は看護師として自分が抱いている期待，そのうえで立てている看護計画をきちんと患者さんに返していくことが，とても大切だと思っています。伝える努力もしないで，看護計画だけを1人歩きさせている状況は，まさに「患者参画」と対局にあるものです。たとえば，服薬自己管理にしても「今日から自己管理をはじめましょう」と患者さんに丸投げするのではなく，失敗してしまったのならばどうやって一緒に振り返るのか，うまくいったのならばそれをどうフィードバックしていくのかが大切です。"やらされる"トレーニングではなく，「ここはよかったですね」「私はあなたにこうなってほしいと思っているので，ここはちょっとしんどかったけれど一緒にがんばってみませんか」といえる，患者さんとともに歩む姿勢をけっして忘れてはならないと思います。

あらためて，「患者参画」をどう考えるか

畠山 最後に，座談会を振り返ってみて，あらためて「患者参画」についてどう考えるか聞いてみましょう。

大山 私も当初，「あなたの看護計画はこうで，今後はこう進めていきましょう」と話をするという程度に「患者参画」を考えていました。ですが，それは日々の看護と別建てに考えるものではなく，むしろすでに実践していることのなかにも「患者参画」といえることが多々あるのだということを再発見できました。

また，先ほどの畠山さんのご指摘にもかかわるケースを思い出しました。その女性患者さんは暴言や暴力から隔離拘束になってしまっていたのですが，「私はあなたが暴力を振るってしまうことには何か理由があるのだと思います」「縛られているあなたを見るのが，私はつらいです」「拘束が早くとれるように私もがんばります」と率直に思いを投げかけたことがあり，

座談会

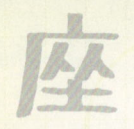

結果的にその投げかけが看護を展開させていったと思える経験がありました。患者さんと歩調を合わせていくということは，精神科看護の難しいところでもありますが，面白いところでもあると思います。

竹内 私はいま慢性期の病棟にいるのですが，そのなかでは看護がルーティン化しいるところもあり，日々の看護のなかでどれだけ「患者参画」を大事にできているだろうかと疑問や反省が浮かんできました。

慢性期の病棟には，激しい患者さんが少ない反面，無為自閉のレベルが高かったり，長年の入院生活のなかで患者さんが失ってきたもの，固まってしまったものがとても大きいように感じます。もちろん，そのなかでもスタッフはがんばっていて，「この患者さんとどうやって関係性をつくってきたのだろう」と感心させられることもあります。

畠山 何か1つでも糸口がつかめると，関係性，あるいはケアが思わぬ形で展開していくかもしれませんね。

「患者参画」のはじまりは，患者さんとの「関係性」にある。それは至極あたりまえのように聞こえるかもしれませんが，それがないところに「患者参画」は成り立ちえないということが，今回の座談会では多少とも浮き彫りになってきたかと思います。そして，「患者参画」という概念は，私たちの"日々の"看護実践のあり様，看護の質を自分自身に問いかける基軸にもなると思います。

大山さん，竹内さん，ありがとうございました。

「希望」を探す・取り戻していく道をともに歩む

畠山卓也さん　佐々木康平さん

ともに看護を展開することへの障壁

畠山 前回の座談会では，身近な看護実践のなかから「患者参画」の意味を再考していきました。今回，佐々木さんには慢性期病棟での経験を踏まえながら，同様に身近な看護実践のなかから「患者参画」について一緒に考えていきたいと思います。

佐々木さんは，看護計画を立てる，あるいは患者さんと協働しながら看護を展開するうえで，何か工夫していること，意識していることはありますか。

佐々木 看護計画を立てる際，ある程度患者さんの問題に焦点をあてることはあると思いますが，ただ単に問題行動をやめさせるということではなく，本人にとってその行動はどのような意味があるのかということを考える，あるいは聞くようにしています。そうしなければ，看護師と患者さんの間に問題をめぐる視点のずれが生じてしまうからです。

そのことを考えるようになったのは，以前，畠山さんにコンサルテーションに入っていただいたケースがきっかけでした。そのケースの患者さんは男性で，統合失調症の方でした。長期入院の方ですが，衝動行為があり，時に暴力もあるため，長いこと保護室で隔離されていました。保護室のなかでもずっと腹臥位で，そのため枕は汚れ，時折失禁もあるので看護師はなん

特集 身近なところからはじめる・考える「患者参画」

とか起きてもらおうとするのですが，その際に暴力を受けてしまうということがよく起こっていたのです。私たちもどのようにかかわればよいのかわからなくなり，また拘束もなかなか解けない状態であったため，CNSの畠山さんにコンサルテーションを依頼したのでした。そのときに「腹臥位でいるときは調子が悪いときなのかもしれない」「もしかすると，その行為は患者さんにとって必要なことなのではないか」など，患者さんの行動に含まれる"サイン"としての意味について考えるように言われたことが印象に残っています。

畠山 隔離拘束の解除はもちろんですが，そもそも腹臥位をやめさせたいと思った理由はなんだったのでしょうか。

佐々木 きっかけは，やはり暴力でした。暴力を振るわれた経験から，そもそも腹臥位の状態を続けているのが問題なのではないかという話になり，それならば起きてもらう方向で積極的にかかわりをもっていこうということになったのです。

畠山 当初は腹臥位自体を問題として考えていたわけではなかったものの，ある日患者さんに声をかけたスタッフが殴られてしまった。そこで，そもそもの問題は腹臥位でいることであると考え，起こす方向でかかわっていこうということになったわけですね。

佐々木 そうですね……。「腹臥位でいてもいいのではないか」と言うスタッフもいましたが，暴力を受けたスタッフの立場，リスクや安全性を考えると，どうしても「起こしたほうがよい」という意見に傾いてしまいました。

畠山 そうすると，看護計画は「患者さんの行動にはどういう意味があるのか」「どうした

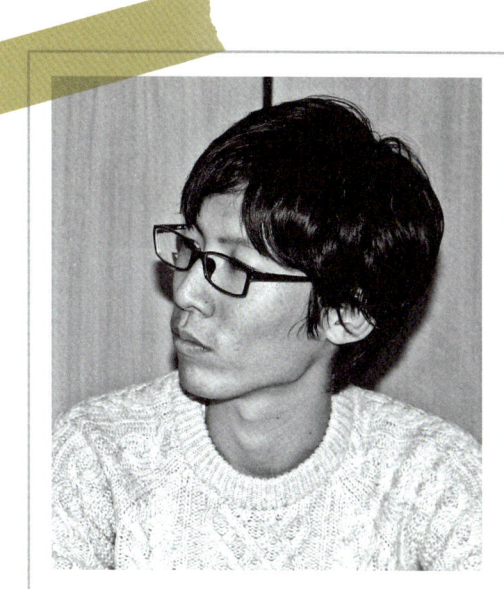

佐々木康平さん

ら患者さんが落ち着くのか」ということを患者さんと一緒に模索していくというよりは，安全性をどのように保つのかという視点から立てることになります。安全性の担保やリスク回避への過度な傾斜は，患者さんと協働して看護を展開していくうえで障壁となる事柄の1つだと思います。

単一の視点から視野を広げる

佐々木 このケースでは，何度か畠山さんに面談をしていただきましたが，もう1つ印象に残っていることがあります。「佐々木さんのもっている情報を他のスタッフは知らないのではないですか」「他のスタッフがしているかもしれない"よいケア"を，佐々木さんは知らないかもしれないですね」という指摘です。これは，患者さんの状態像やケアの方向性が，単一

精神科看護 2015.1. vol.42 No.1（通巻268号）013

座談会

の視点のなかで固定化されていないかという指摘だったのだと思います。

そこで，まず情報を共有し直そうということで，患者さんの特徴を紙にまとめ，スタッフに配ることにしました。カンファレンスでも「その他に何か知っていることがあれば教えてください」と投げかけました。その結果，暴力行為をメインの問題として据えていたのですが，「落ち着いているときはこうだよね」「リスクが高くなるときはこういう感じだよね」，また「かかわりを避けるだけではなく，本人に自分の思いを積極的に伝えるようにしている」など，さまざまな意見があがり，その意見を再度まとめつつ，ケアの方向性についてみんなで考えていきました。

畠山 スタッフからさまざまな意見があがっていくなかで，患者さんの注意サインやそのときの対応を，スタッフはある程度明確にしていけるようになり，いまはそれを実践している状況なのですね。

そうしたかかわりをもつようになって，患者さん自身や，スタッフと患者さんの関係性に何か変化はありましたか？

佐々木 調子が悪いときのサインがわかるようになってきたので，失禁などの問題があるとき以外はあまり無理に起こすことはしなくなりましたし，話しあって決めた対応については他のスタッフもきちんと守ってくれているように思います。ただ，それでも暴力的になることもあるのですが，そのときのことを振り返ると，やはり少し強引に起こそうとしていたり，距離が近過ぎていたことがわかります。

希望と葛藤

畠山 これまでのお話では，患者さんの注意サインを意識し，状態を察しながらかかわるという感じでしたが，反対に患者さん自身にどういうことをしてほしいか，何がしたいのかを尋ねることはありましたか？

佐々木 患者さん本人から「2時間置きに声かけをしてほしい」とお願いされたことはありました。ただ，実際には声かけをしても動けないことが多いのですが，割合に水分を多く摂る方なので，飲み物を渡す際に「ついでにトイレもいきましょうか？」といった促しをしたりしていました。

これは日常のなかの小さな"要望"ですが，大きな"希望"としてはやはり「退院したい」とよく話されます。もともと自立していた方なので，たとえば失禁があるので本来は紙オムツを着用する必要があるのですが，それはご自身のなかの"自立"像とかけ離れたものであるために，強い抵抗を示されて紙パンツを履いていたりするのです。視点が少しずれているように思うところもありますが，「こうしたい」という希望はあるようです。

畠山 "普通の生活"をしたいけれどうまくいかない，という強い葛藤があるのでしょうね。

希望の断片をとらえ，具現化していくこと

佐々木 患者さんと協働しながら看護を展開していくうえで，患者さんの「希望」に寄り添うことの大切さはわかるのですが，反面，慢性期病棟では「何をしたいのか思い浮かばない」

身近なところからはじめる・考える「患者参画」 特集

と話す患者さんも多いです。つまり，どういうことをしてほしいのか，何をしたいのかと尋ねるだけでは，患者さんの「希望」を引き出すことは難しいのではないでしょうか。

畠山 とりわけ慢性期の患者さんは，それまでいろいろなことを諦めたり，希望を失うような経験をされてきています。そうした経験をすると，自分から「こうしたい」と発信することはなかなか難しくなってくるのだと思います。急性期病棟にいたときには「退院させろ！」と騒いでいた患者さんが，慢性期病棟にいるいまでは「ここにいたい」「退院させないでほしい」と話される……。とても考えさせられます。

ですので，佐々木さんがいうように，ただ単に尋ねるということではなく，日々のかかわりのなかで患者さんが発しているもののなかから希望の断片をいかにとらえ，応え，具現化できるかという点が，慢性期の精神科看護の緻密で難しいところであり，面白いところでもあると思います。

佐々木 サインを逃さないというと単純過ぎるかもしれませんが，言葉の裏側を探っていくというイメージでしょうか。

畠山 そうですね。慢性期の物静かで病棟を漂っているような患者さんこそ，特に小さなサインを見逃さず，それを糸口にして，その希望の断片を"具現化"する方法を一緒に探すことが大切だと思います。患者さんの希望や目標はすぐにはとらえがたいものでもあるので，何かひっかかるところがあれば，そのつど「こういうことですか？」と確認していくことも必要でしょう。希望の断片を具現化することで，患者さんが失ってしまった「できる」「叶う」という実感をもってもらうことが，患者さんの回復にとって欠かせない体験となるはずです。

ケアの青写真を描く

佐々木 患者さんの「希望」を引き出すこと，それを具現化することの重要性についてご指摘いただきましたが，一方でその「希望」を必ずしも叶えてあげることができないというところで逡巡してしまう看護師もいるのではないでしょうか。

畠山 そこは，私たち看護師がどこまで豊かなイメージを描くことができるかにかかってくると思います。つまり，患者さんはどういう希望をもっていて，自分はそれにどう応えられるのか。あるいは，自分がこういうふうにケアをすれば，患者さんはこう変わっていくのではないか，そうした"ケアの青写真"を描くことのできる能力が私たち看護師には求められます。その力がなければ，たしかに患者さんのその希望に応えることがよいことなのかどうかわからず，看護師は不安を抱くかもしれません。

ですが，躊躇するぐらいならば，まずは試してみる姿勢が大切だと思います。どのような目標であっても一発でクリアできるということはありません。ですから，そのつど「こう計画してみたけれど，ここはダメでしたね」「ここはよかったので，ここはこうしていきましょう」と，患者さんと一緒に考えながら修正していけばよいのだと思っています。

それと，「何がしたいか」聞いてしまったから，「こうしたい」と言ってしまったからといって，お互いにすべて完璧にこなさなければいけないという緊張を強いるような関係性にはならないように，私は意識しています。それはス

タッフとの関係性においてもいえることですが，「ここまでできたのだから，やってよかったじゃない」「やってよかったと思えるのだからいいじゃない」といえる関係でありたいですね。"失敗"とばかり考えて，傷つけあってしまう関係ではお互いに疲弊するばかりですから。

慢性期病棟における「患者参画」の難しさ

佐々木 実はこの座談会のテーマを聞くまで「患者参画」という言葉自体，あまり詳しく知りませんでした。今回この言葉にそって日々の看護を振り返ってみると，患者さんと協働するというよりも，「こうしなければいけない」と患者さんの問題点にばかり焦点をあてていたのではないか，管理的であったのではないかと考えさせられました。

また，私個人だけでなく，病棟のなかにこうした「患者参画」の考え方を醸成させていくための風土があるかどうかということについても考えさせられます。患者さんと目標や希望を共有し，協働しながら看護を展開していくには，個人だけでなく周囲のサポートや理解も必要だと思います。

畠山 先ほど"ケアの青写真"を描く力についてお話しましたが，スタッフのこの力を育んでいくことが，私は管理者のもっとも重要な役割だと思っています。そのためには，スタッフがみずから考え「こうしたい」と提案したことに関しては，極力反対せずに，まずはやってみようということを大切にしています。もちろん，やったことには責任が伴いますから，スタッフがそのケアをしたことで患者さんはどうなったのか，言葉で表現するように促しています。その際にも善し悪しだけを判定するのではなく，「そのケアのここはよかったね」と認めつつ，「ここはこうしたほうがよかったのかもしれないね」と具合的なアドバイスをするように心がけています。ただ，若いスタッフを見ていると，なぜ「こういうケアがしてみたい」と，上司にも患者さんにも言わないのかと残念に思ってしまうことがあります。

佐々木 やはり，自分のケアを否定されることが怖いのかもしれません。ただ，「こういう計画を立ててみたけれど，ここはダメでしたね」「ここはよかったから，次はこうしてみましょう」という会話が，患者さんともスタッフとも日ごろからできるようになれば，ケアに手応えもでてくるでしょうし，何より楽しくなると思います。

畠山 今回，佐々木さんとは慢性期病棟における「患者参画」についてお話してきました。そのなかでキーワードになっていたのは「希望」だと思います。慢性期病棟の独特の難しさは，患者さん自身が「希望」を抱けなくなってしまっている，発信することができなくしまっている点にあり，看護師もどこに向かって一緒に歩んでいけばよいのかが見出しづらくなってしまっています。

ですが，1人の看護実践者として振り返ってみたとき，やはりうまくいったケースというのは，患者さんの「希望」にどこまで寄り添えたか，どれだけ納得のいく"落としどころ"を一緒に見つけられたかが鍵になっていたと思います。私たち看護師が自分の仕事に手応えを感じ，楽しいと思えるのは，やはり患者さんがみずから立てた目標に向かってがんばっている姿を見る瞬間ではないでしょうか。ですから，「患

者参画」とは患者さんのためだけではなく，ともすると多忙な"業務"のなかに埋没してしまいそうになる私たちに，看護師としての感性を取り戻させてくれる豊かな概念ともいえるのではないでしょうか。

佐々木さん，ありがとうございました。

〈終〉

● 情報BOX

▶第16回日本赤十字看護学会学術集会
【日時】2015年6月27日（土）～28日（日）
【場所】日本赤十字看護大学（東京都渋谷区）
【会長】高田早苗（日本赤十字看護大学学長）
【テーマ】赤十字の「しなやかな強さ」——一人ひとりを大切にする生活ケアのデザイン
【プログラム】会長講演「看護実践批評の試み―しなやかな強さの探求に向けて」／教育講演「当事者とともに歩む，これからの専門家ケアのかたち」猪飼周平（一橋大学教授）／シンポジウム「ケア共同体を生み出す，運動体としての赤十字」惣万佳代子（NPO法人「このゆびとーまれ」代表），村松静子（在宅看護研究センターLLP代表），浦田喜久子（日本赤十字九州国際看護大学学長）／ほか
【参加費】会員：事前7,000円，当日8,000円／非会員：事前8,000円，当日9,000円／学生：大学院生3,000円，学部学生1,000円（事前申し込みは2015年4月30日まで）
【懇親会費】5,000円
【お問い合わせ】
学術集会事務局（日本赤十字看護大学内）　FAX：03-3409-0589　E-mail: jrcsn@redcross.ac.jp
【詳細】http://www.jrcsn16.jp/をご覧ください。

行動制限最小化と患者参画
コントロール主義から患者・看護師協同主義へ

「協働」と「協同」

　私は最近，2つの「きょうどう」が行動制限最小化を進めるための重要なポイントだろうと考えている。1つ目が行動制限最小化委員会と看護組織の「協働」であり，2つ目が患者と看護師の「協同」である。行動制限最小化と患者参画について，私の経験と併せて述べる。

　日本精神科看護協会（以下，日精看）の研修や他病院の院内研修などの講師を担当するなかで，行動制限最小化の取り組みの状況を見聞きしているが，うまくいっているという話はほとんど聞かない。うまくいかない理由は病院によって異なり，障害となっている理由をそれぞれに攻略していくしかないと思っていたが，最近になって新たな考えに至った。そのきっかけは，日精看と他病院から同じタイミングで講師依頼を受けたことからである。日精看からの依頼は「行動制限最小化委員会の活動」についてであり，他病院からは「行動制限最小化のための看護のかかわり」についてであった。2つの研修準備を同時に進めるなかで，この2つが行動制限を最小化するためのキーポイントであり，2つを成功させなければうまくはいかないといまさらながら気づいた。

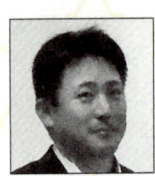

医療法人昨雲会飯塚病院 看護師長（福島県喜多方市）
精神科認定看護師 行動制限最小化看護領域
湯田文彦 ゆだ ふみひこ

特集 身近なところからはじめる・考える「患者参画」

「パワー」という問題

　行動制限最小化委員会が形骸化しているという話をよく聞く。そこで，講師依頼を受けた際にはなんらかの手がかりをつかんでもらえればと考え，私の勤務する飯塚病院（以下，当院）での取り組みなどを紹介してきた。しかし最近，行動制限最小化委員会と，最前線で行動制限に直接携わる看護組織が噛みあっていないことが形骸化の1つの要因だろうという考えに至った。こう考えると取り組みの方法を考えるより先に，体制を考えなければならないことになる。

　また，行動制限に対する取り組みがうまくいかない要因の1つに「パワー」の問題があると以前から考えている。職種間のパワーの違いもあるだろうし，行動制限最小化委員会に対し，組織からどれだけ権限（パワー）が委譲されているかということも大きい。行動制限は診療に直結することがほとんどであり，病院全体の問題であることが多く，取り組みを進めるためには相当なパワーが必要になる。そう考えると，委員会が単独で進めようとしてもうまくいかないのは当然だろうと思う。

看護組織と行動制限最小化委員会の「協働」

　ではそこでどうすべきかであるが，ここで1つ目の「協働」である。協働とは同じ目的のために，対等の立場で協力してともに働くことである。行動制限最小化委員会は行動制限の適正化と最小化という目的を達成するために多職種で構成する委員会であり，実務に多く関係する職種は医師と看護師である。そのなかでも被制限者とより多くかかわるのが看護師であり，看護師のかかわりがプラスに働けばよいが，マイナスに働く場合も多々あり，行動制限最小化に及ぼす影響は大である。ここから考えれば，看護師が所属する看護組織と行動制限最小化委員会の「協働」が必須ということになる。行動制限最小化委員会と看護組織が同じ目標に向かって協働できれば，取り組みは進めやすくなるだろう。イメージとしては，行動制限最小化委員会は院内のシステムを整える役割を担い，看護組織は最前線で患者と直接かかわる看護師の個別のかかわりを強化する役割を担うことだと私は考えている。

　いままでも当院での行動制限に対する取り組みを学会や研修会などで報告してきた。ただ，取り組みを委員会と看護組織に分けて考えたことがなかったためいままで気づかなかったが，当院での取り組みもこの協働の関係に支えられていた。意識的に行ったわけではなく，自然とそうなっていたわけであるが，私もその仲介役を担っていた。

　私は行動制限最小化委員会と，当院では行動制限のもっとも多い急性期病棟に所属している。行動制限最小化委員会には，精神科認定看護師になるために修行をしていたころからかかわり，3年前より急性期病棟の看護師長を務めてはいるが，それ以前より急性期病棟を中心に勤務し最前線で患者とかかわってきた。行動制限最小化委員会では，現場での問題を報告しつつ，院内のシステムづくりや教育に携わり，病棟では患者・看護師間のかかわりを強化するための取り組みを行ってきた。

　行動制限最小化委員会のメンバーは，精神保健指定医，精神保健福祉士，看護師の3職種は

診療報酬の規定で必須であるが，それ以外のメンバーの構成はそれぞれの病院の状況に合せて編成すればよい。ただ，行動制限最小化が進まないと思っているのであれば，行動制限の多い部署からは責任者がメンバーとして入り，仲介役を担うことも1つの策ではないかと考える。

力と心を合わせる「協同」へ

　行動制限時に直接携わる看護師のかかわりをプラスのものにするために必要なことは，個別のかかわりを強化することであり，そのために必要な考えが2つ目の「協同」である。協同とは力・心を合わせて事に当たるということであり，「協働」との違いは「働く」という点である。つまり，「協働」のもつ「労働」という意味合いが「協同」という言葉では弱い。患者と看護師の関係を表現するには「協同」という言葉がふさわしいと私は考えている。私は病棟管理者として行動制限に限らず，看護全般で「協同」の考えを用いて病棟運営をしてきた。そのことが，行動制限最小化委員会の活動ともリンクし，今日に至ったと思っている。

「協同」を進めるために

　私の精神科看護師としてのいま現在のモットーは，①看護・医療はサービス業である，②言動には必ず理由がある，の2つである。また，病棟管理者としてのいま現在のポリシーは，①個別のかかわりを充実させる，②代理行為を極力減らす，③「安心して入院できるケア」+「安心して退院できるケア」の3つである。すべての考えを病棟運営に用い，「患者に対するかかわり方（姿勢）を変えよう」をスローガンとして取り組んできた。そのなかでも「協同」を進めるために行ってきたことを紹介する。

1）コントロール主義から患者・看護師協同主義へ

　まず1つ目が，看護方式を変更したことである。精神科医療は少ない職員でどれだけ多くの患者を看るか，という考えのもと運用されてきた経緯があり，最近になって看護体制の見直しが進むようにはなったが，効率を求める文化はまだまだ残っている。私はそこから変えていかなければならないと考え，患者とかかわる時間をいかにしてつくるか，患者や患者家族の満足度を高めるためにはどうすべきかなどと考えた。そこで，「集団→個へ」「コントロール主義→患者・看護師協同主義へ」という考えのもとで，チームナーシング＋機能別看護方式＋受け持ち制のような体制であったそれまでの体制を，モジュール型のプライマリーナーシング＋一部機能別看護方式に変更した。

　この意図は受け持ち制とはしながらも，受け持ちとしてはかかわりにくく，看護計画やサマリーなどの記録の責任はもたされるという状況を，受け持ちとしての責任の所在をより明確にし，夜勤時以外はみずからの受け持ち患者を必ず担当する仕組みに変更するというところであった。もちろん，隔離や拘束に至った場合もそのまま受け持ち看護師がかかわる。また，この変更に併せ，それまで機能別看護方式として対応していた集団での買物や注射の当番という役割を受け持ち看護師に移し，受け持ち患者と看護師が必然的にかかわる体制へと変更し，機能別看護として対応していた部分を減らして

いった。

　一部に機能別看護方式を残したのは，集団OTの際の同行や，入浴などで人手が必要な業務は，現在の看護人員での受け持ち制では対応できないと考え残した。それと併せて，受け持ち看護師が不在の際にフォローとして入る看護師であっても，受け持ち看護師と患者との間で計画された内容にそってかかわることができるようワークシートを導入した。ワークシートの運用はモジュールごとに任せたが，管理ファイルへの援助内容の入力や，計画の変更の際の入力は受け持ち看護師みずからが行うことをルールとした。この意図は，受け持ちの存在価値を高くすることと，受け持ち看護師と患者で共有の計画を確実に進めてもらうためというところにあった。その後も大きな変更はなく運用を続け，一昨年より当院の看護部全体でこの方式に変更した。

2) 組織に対する貢献への評価

　話は変わり，職員の評価についてであるが，スタッフレベルでは患者や家族からの評価が組織への貢献度よりも重視されるべきと考え，院内の評価規定に合わせ込んで評価をしてきた。患者からよい評価を受けることは，組織への貢献につながることであるし，患者とのかかわりの部分を評価することは看護師個人の成長と，組織全体の底上げにつながり有効であると考え，取り組みを続けている。現在はそのことが反映できる評価規定と看護業務基準の見直しに着手している。

3) 行動制限開始時の告知文書の作成

　看護方式の変更とそれに併せて行ってきたことがいまのベースとなっているが，そこに，行動制限時のかかわりをより有効にするために，行動制限最小化委員会において「解除の目安」を行動制限開始時の告知文書に加えることを提案した。提案が採用され，すべての行動制限の告知文書に解除の目安を追加した。

　解除の目安は患者にとっても医療者側にとっても重要なことである。告知文書を作成する医師は目安を示すことで，それを目標に治療を進める。看護師は目安をもとに患者と共有の目標をもち，それにもとづいて有効なかかわりができる。患者も目安があることで，行動制限に至った理由をおのずと振り返ることにもつながり，解除や解除後の注意点などを考えることができる。

　患者参画の看護計画書については後に述べるが，当院ではツールの1つとして行動制限中の患者参画型看護計画書も取り入れてきた。この行動制限中の患者参画型看護計画書（図1）は，記録を一緒に作成できるような状況になったら実施することとし，解除の目安をもとに，制限の理由と目標，患者みずからが取り組むことと，看護師が協力すること，といった内容で構成した。当院での行動制限は短時間で終了することがほとんどであるため，使用前に解除になっているケースも多くあった。

　ただ，それに準じたかかわりは行われており，現在は使わずともよしとしている。この計画書は2012年に看護研究の一環として取り組み，院外でも発表してきたが，導入後に看護師に行ったアンケートでは，看護の方向性が明確になり援助しやすくなった，患者の対応がしやすくなった，といった回答が得られた。それ以外にも，患者の考えがわかるようになった，患

```
_____さまの看護計画書
                                                    年   月   日
1. 入室の理由


2. 目標


3. あなたができることは何ですか




4. 私たち（看護者）は何をすればよいですか




5. 評価と反省


```

図1　行動制限中の患者参画型看護計画書

者へ意識して声をかけるようになった，より多く訪室するようになった，といった回答も得られた。かかわり方を浸透させるための1つのツールとして用いたことではあったが，有用であったと思っている。

4）看護記録へのこだわり

　次に私が看護管理者として看護記録で確認している部分を紹介する。行動制限が遷延化したり長期化する場合，制限理由が途中で変わってしまっていることがある。私はこれを防ぐために，行動制限の理由になった症状や行動を確認した記録ができているかを必ず確認している。行動制限に至った理由を最重要観察項目として，解除になるまで徹底してその部分にかかわることを，記録の確認を通して指導している。解除の目安には行動制限の理由となった症状や行動が改善することなどが書かれることが多いが，これは協同の中心的な役割を果たし，制限時間の短縮にもつながっており，再度の制

限の予防にも効果を果たしている。解除の目安は一文ではあるが，効果絶大の取り組みであったと考えている。

2つのモットー

　先に述べたように「言動には必ず理由がある」という私のモットーであるが，この考えは患者理解やアセスメントに役立ち，行動制限時には特に重要だと思っている。行動制限に至る理由には，暴力行為や器物破損，盗食などさまざまあると思うが，その行動の原因となることは必ずあり，妄想や幻覚による行動にも理由があると私は考えている。話は少しずれるが，私は妄想は現実と接点があると考え，対応している。ただ，再発をくり返しているうちに妄想から次の妄想が生まれてくるためにわからなくなってしまうことが多いが，困難なケースほどそこをていねいに探ることが私は必要だと思っている。どの患者であっても，初回の妄想には現実との接点が必ずあり，妄想に至るまでには相当つらい思いや体験などをしていると考え，行動などの背景まで含めたアセスメントができ，ていねいなケアができるよう指導している。もう1つのモットーである「看護・医療はサービス業である」は，日常で苦情を受けたり，倫理的な問題でいろいろと考える際の基本とし使っている。

代理行為と病棟ルール

　次に代理行為についてであるが，代理行為はセルフケアが低下したときだけに行われればよいが，セルフケアが可能となった後も継続していることが多いと思う。また，病棟のルールをめぐって患者と看護師が対立し，それが原因となって行動制限に至るということもあれば，病棟ルールのために代理行為となっていることもあると思う。「代理行為を極力減らす」という病棟管理者としてのポリシーは，対立を原因とした行動制限と，退院後の生活へのマイナスを最小限にするという思いに由来している。「看護・医療はサービス業である」という考えはあたりまえのこととして知られてはいるが，病棟ルールを考えればわかるとおり，職員優位のルールとなっていることが多く，サービスの考えからはかなり遠いものもあると思う。物事は難しく考えなければならないものもあるが，平時の問題はシンプルに考えたほうがよいと私は思う。サービスとして考えることはシンプルであるし，受け手である患者や家族の視点で物事を考えられるため，有効だと思っている。

患者参画型看護計画書の定着に向けて

　患者参画型の看護計画書などを用いたかかわりをしている病院は増えてきていると思うが，有効に使用できているだろうか。患者と看護師の関係はどうだろうか。導入後のフォローアップはできているだろうか。導入事態は容易なことであるが，日常化するまでは相当な労力が必要である。また，導入はしたものの使いこなせていないというところもおそらくあると思う。その原因は，患者参画とはいえ，医療者の思いを優先してつくった計画だからということと，管理者のフォローアップ不足だと思う。

　患者参画型看護計画書を使いこなせれば，看護師が楽になることは相当ある。まず，看護計

表1　私の精神科看護師としてのモットーと看護師長としてのポリシー（本文からのまとめ）

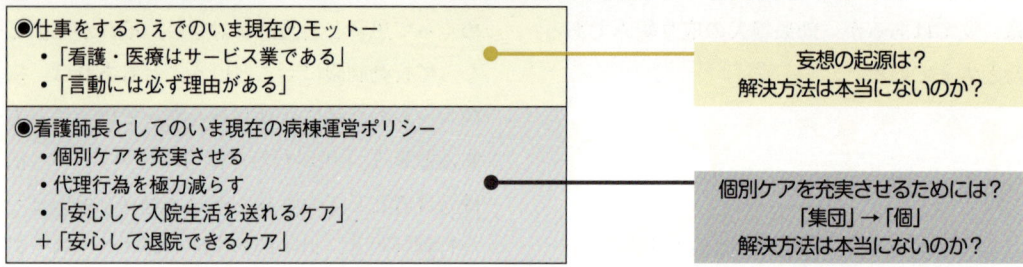

画で頭を悩ます機会が減る。患者も承知しての計画であるため，患者の協力はスムーズである。また，目標を共有し，それに向かって協同していくことになる。患者との信頼関係は強固なものとなり，患者の満足度も上がるし，職員の達成感にもつながり効果は大きい。

　看護師は問題志向型の看護課程の教育を受けていることから，問題は何かと考える習慣が身についてしまっている。また，誰しも程度のよいものをつくりたいという考えがあると思うが，使えなければ意味はないだろう。患者参画型の看護計画書ではその部分を理解したうえで臨まないと使いこなせないと思う。関係ができてくれば，看護師として改善が必要と思う内容も組み込むことは可能であるので，関係が築かれるまでの間は患者の思いを優先した計画の作成を心がけるべきである。そうでなければ，後が続かないと思っている。問題ととらえることをひとまず脇に置き，患者の「どうしたい」「どうなりたい」から出発した患者参画型看護計画書に一度チャレンジしてみてほしい。

SDMについて

　最後にSDM（shared descision making：共同意思決定）について述べる。精神科医療はパターナリズム（父権主義）からインフォームドコンセント（説明と同意）へという流れで進んできたが，入院期間の短縮化，地域移行へという方針のもとで改革はさらに進む。変革に対応するためには患者の自己決定が不可欠であるし，私たち看護師のかかわり方も変わらなければならない。私がかかわる病棟では，数年前よりSDMの考えを活用しており，当院では看護部全体で取り組むこととしている。SDMを取り入れているところはまだ少ないと思うが，「協同」「患者参画」を進めるうえでも，質を高めていくためにも有効であり，精神科医療は今後特にSDMの方向へ進んでいかなければならないと考えている。

特集 身近なところからはじめる・考える「患者参画」

患者参画は退院支援の"要"

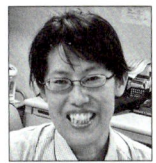

社会医療法人近森会近森病院 シニア看護師長
精神科認定看護師 退院調整領域（高知県高知市）
武田直子 たけだ なおこ

はじめに

　看護師は日々の看護実践のなかで，患者の退院に向けた意欲の喚起，本人の意向にそった移行支援，地域生活の支援を行うことが必要とされている。そのなかで，退院調整領域の精神科認定看護師として，私は患者参画が退院支援の"要"であると考えている。

　本稿では，そうした退院支援における患者参画の大切さ，患者さんと「協働」していくうえで，支援者がもつべき姿勢を考えさせられた事例を紹介したい。退院に積極的でなく，医療者にも依存的であった統合失調症の高齢患者さんと退院前訪問を実施していくなかで，しだいに希望が見出され，患者さん自身が退院に向けて主体的に参画するようになっていった事例である。

事例の概要
—入院に至った経緯

　Aさん，70歳代，女性，統合失調症，要介護3。入院期間は9か月＋a。本格的な退院調整の開始は1回目の退院前訪問であり，そこから約4か月で自宅退院となった。

　両親と死別した後，癖のある姉と二人暮らしをしていた。年金の支給があり，経済的には余

裕がある。内服が不規則となり，再発の入院歴のほか，ADLの低下，転倒，身体疾患（肺膿瘍）での入院暦もあった。また，遅発性ジストニアが副作用として認められた。

　身体機能が徐々に低下してきていたが，ヘルパーと訪問看護が介入し，なんとか生活していた。姉が身体疾患を患い長期入院を余儀なくされたため，一人暮らしとなったが，ヘルパーの時間を自分の思いどおりにするなど，迷惑をかけていた。

　今回，膝の手術をすることが決まったが，整形外科への入院が近づくにつれて幻聴が出現し，それに左右される行動が増えていった。入院日でもないのに外来（整形外科）を訪れ，帰ろうとしなかったことがきっかけで，精神科（総合心療センター）に入院となった。その後，整形外科にて膝の手術を無事に終え，リハビリ，在宅準備のため精神科に転棟（任意入院）となった。

入院後の生活状況
──一人暮らしは無理……？

　身体的な機能障害とともに医療者への依存性もあり，歩行，入浴，排泄，食事（セッティング）などに軽介助が必要であった。移動は車椅子レベル。毎日（土日を含む）リハビリを行い，一進一退の状態であったが，機嫌のよいときには室内トイレなどを利用し，独歩は可能。ほぼ1日を自床（個室）で過している。「嫌なものは嫌だ」と譲らず，発語は少ないが自分の考えをもっている。

　病棟看護師は，自分でできることであっても自力で行動しないAさんに対し，見守りや部分的な手伝いを行っていたが，内服やADLの評価については看護師間で話題に上がることが多かった。看護師も日常生活のケアのなかでAさんをみていたが，Aさんも看護師のことをよくみており，うまく"使っていた"。また作業療法士は，毎日必ず作業療法への声かけをするも，Aさんは精神科治療の必要性をまったく感じておらず，他患者と接することもなかった。さらに，担当精神保健福祉士（PSW）は，自宅退院の確認をとるため，根気強くAさん本人の思いを聴いていた。看護師と話しあい，医師の診察場面にも立ち会ったが，Aさんの意思を確認することはできず，5か月が経過した。

　Aさん本人からの退院や外出の希望はない。車椅子のまま自宅退院することは難しく，また新しくデイサービスなどの利用の了解が得られなければ，日中活動のレベルも低下してしまう恐れがあった。家族（従兄弟）は，本人の希望に任せ，施設でも構わないとの意向であった。

退院前訪問の実施

　退院に関してみずから明確な希望を口にしないAさんであったが，暮らし慣れていた自宅を訪れれば，なんらかの自己決定ができるのではないかと考えた。退院支援の主体が患者さん自身であることはいうまでもないが，退院前訪問をしてみることが，Aさんが今後の生活の準備に参画していくための第一歩になる可能性があるのではないかと考えた。そこで，Aさんと相談したうえで，退院前訪問を実施することになった。

1) 自宅退院することを自己決定

1回目の退院前訪問。参加したのは、Aさん、精神保健福祉士、看護師（退院調整担当）、作業療法士。

Aさんは、上等な服に着替え、また利用するタクシーのカードをもっていたため、割引で乗車することができた。行き先も問題なく指示できていた。

自宅は広い平屋の一軒家（5DK、庭、カーポート付）であるが、家中が日用品であふれ返り、収集したものが屋外をも埋め尽くしていた。ねずみの糞も多量に床にあり、電源の切れた冷蔵庫からは腐った食物の異臭が漂っていた。

Aさんは中央の部屋にあるベッドに腰かけると、笑顔で過ごしていた。玄関の上がり口が50cm以上あるため昇降は困難であったが、その他は、驚くほどスムーズに狭い廊下を移動したり、トイレも自律動作で利用できていた。

帰院後、Aさんは自宅退院することを自己決定し、診察時に主治医とそのことを確認した。

2) 住める家にしながら、どのように生活するかを考える

2回目の退院前訪問。参加したのは、Aさん、精神保健福祉士、看護師、工務店の方、理学療法士。

実際に自宅を見ながら、本人にどのように片づけるかを相談していった。これまではものをまったく捨てることのできない姉のために"ごみ屋敷"になっていたが、Aさん本人は必要ないものを処分し、住みやすくすることを希望した。

話しあいを重ねながら、徐々に家は片づいていったが、その際、以前より付きあいのある近所の工務店の方が大活躍。フットワーク軽く、Aさんの要望にも辛抱強く付きあってくれた（鍵を保管するくらいの関係性である）。ここでは工務店の方も、もちろん頼りになる地域支援者の1人であった。

3) デイサービスの利用を自分で決める

3回目の退院前訪問。参加したのは、Aさん、精神保健福祉士、看護師、ケアマネジャー、デイスタッフ（デイサービスにて）。

このころ、病棟ではADLが上がらず、内服を自己管理していたものの、精神症状（妄想など）が激しくなることもあった。また、身体症状（熱発）からリハビリを休むこともしばしばあり、服薬自己管理を一時止めることとなった（後に再開する）。

しかしながら、退院前訪問の一環として見学体験をしたデイサービスでは、とびきりの笑顔を見せ、他の人にも気を使いながら適応し、楽しく過ごすことができていた（歩行、普通食も摂取可能）。

このとき、デイサービスでカンファレンス（ケア会議）を行い、デイサービスの利用も自己決定した。

4) 具体的な生活をイメージしていく

4回目の退院前訪問。参加したのは、Aさん、精神保健福祉士、看護師（退院調整担当）、ケアマネジャー、工務店の方、介護用品会社の方。

自宅は余計な荷物、屋外の廃棄物がすべて片づけられ、見違えるほどの状態になっていた。

この日、介護用品会社の方が自宅に電動ベッ

表1　ケア会議のメンバー

●参加者
Aさん 〈法人内スタッフ〉 担当看護師，担当精神保健福祉士，訪問看護師，担当作業療法士，栄養士，退院調整看護師 〈地域支援者〉 ケアマネジャー，デイサービススタッフ，ヘルパー，家政婦2名，介護用品会社
●欠席者
主治医，家族，担当理学療法士（事前に状況を報告すみ）

ドを搬入。この操作ができるようになれば，体が動きにくいときでも自力で起き上がることができ，トイレに行くなどの移動が可能となる。Aさんは積極的に操作を試みていた。ベッドの配置は，食事やトイレへの動線などを考えながら，Aさんを中心にして集まっている全員で決めていった。ベッドを中心に家具を移動させ，足りないものは購入する計画を立てた。

一方で，睡眠剤を内服していることもあり，どうしても夜間の排泄が自立できない（紙オムツは拒否するが尿失禁がある）。そこで，本人の希望どおり，夜間宿泊の家政婦が付き添うこととなった。

詰めのケア会議

退院の1週間前，病院内外の支援者（表1）が一同に会するケア会議を実施した。Aさんは病院外から来てくれた支援者に再会すると満面の笑みを浮かべ，1人1人の顔を見ていた。

現状での心配事や退院後のケアプランを確認すると，Aさんは「電動ベッドの操作が自分でできるのか不安」と語った。起き上がることができなければ自分で動くことができない，そう考えての積極的な思いが感じられた。退院当日に再度支援者が集まるため，そのときに再確認することとした。

退院当日，最後の橋渡し
―Aさん宅に支援者が集結

退院前日，不安からAさんは「退院日を延期して」と口にしたが，そこは励まし，当日はAさん宅に支援者が集結した。そこで，懸案の電動ベッドの操作や，その他の家具の使用法についても工務店の方と最終確認していった。地域で支えられていると感じたのか，Aさんは終始笑顔で，自信をもって退院していった。

このケースでは，経済的に恵まれているという強みを最大限に活用したが，たとえ経済的に豊でなかったとしても，このチーム（病院―患者―地域協働）でなら，なんとかなったと感じている。

事例を振り返る
―この事例から学んだこと

1）Aさんのストレングス

当初，Aさんは自宅への退院を積極的に希望していたわけではなく，かといって施設の利用にも踏み切れないでいるように見えた。しかしながら，退院支援の主体が患者さん自身である以上，今後の生活を医療者・支援者が決定するわけにはいかない。自己決定を支えていくには，まずAさんの願いや思いをとらえなおすこと，そしてAさんのストレングスを踏まえ

特集　身近なところからはじめる・考える「患者参画」

たうえで，今後の生活に関する提案をしていく必要があると考えた。

　ここでいうAさんのストレングスには，たとえば次のようなものがあった。「自分の意思を伝えることができる」「気分のムラはあるが，リハビリやADLなど，かかわりのなかで取り組むことができる」「"ごみ屋敷"だが自宅はある」「お金に困らない（貯金があり，年金額も大きい）」「動こうと思えば動く機能はある」「家族は意思決定を支持し，動いてくれる」「お嬢様のように生活する希望をもっている（夜間の付添婦を希望）」。

　こうしたストレングスを踏まえたうえで，自宅への退院を念頭に，退院前訪問を提案することにした。以下に，病棟での生活から退院前訪問の実施に至るかかわりのなかで，Aさんに主体的に参画してもらえるように意識していたこと，またAさんの変化について述べていきたい。

2) 本人の意欲が基本

　先述のとおり，Aさんには医療者への依存性もあり，自分でできることでも自力で行動することが少なかった。そうした状態のなか，看護師は病棟での毎日のかかわりにおいて，AさんのADLを高めていくために，1つ1つ自力で行う方向で，話しかけ，働きかけ，ケアしてきた。リハビリ（訓練室での理学療法）への参加も促し，ここでは車椅子で送迎していた。

　こうしたかかわりは目立たないものである。しかし，これらの地道なかかわりが，Aさんの基礎体力を支え，意欲を引きあげていったのではないかと思っている。時間がかかることが多く，マイペースであっても，本人ができること

は極力手伝わない。"見守る"という姿勢を意識していた。

3) あらためて，退院への思いをとらえ返す

　看護師，作業療法士，栄養士などは日々の入院生活を支えてきたが，一方でAさんのこれからの生活については精神保健福祉士が主立って話しあいを続けてきた。しかし，Aさんからは退院に関する希望はなかなか聞かれなかったため，「実際に自宅を見に行ってみて，本人に決断してもらうしかない」と話しあった。

　退院前訪問を提案しようとしていた当初，私たちは正直なところ「一人暮らしは大変なので，本人は自宅退院を諦めるのではないか……」と予測していた。しかし，あらためてこれからの生活についてAさんと話しあったところ，Aさんは積極的に自宅退院への希望を口にしてはいなかったが，一方で自宅に帰ること自体を拒否したり，諦めているわけではなさそうなことがわかってきた。自宅のことを尋ねると，笑顔で教えてくれる姿からも，そのことが伺えた。

　そこで，身近な事柄に引きつけながら，自宅を訪ねてみないかと提案してみることにした。それまでは足りない下着類などは従兄弟が購入してきてくれていたのだが，サイズが合わないことも少なくなかった。そこで家にたくさんあるのなら，一緒に自宅に帰って取ってこよう，といった具合である。Aさんは承諾し，退院前訪問を実施することが決まった。

　Aさんにとっては，さびしさや苦労も少なくなかった自宅ではあるが，いざ行くことが決まると，交通手段やタクシー代のことなど，みずから考え，スタッフに聞くなどの主体的な行動が見られてきたのであった。

4) 私たちがとらえられていなかった

　自宅の荒れ放題の状況には，私たち支援者も驚いたが，そのなかでAさんは安心して動くことができていた。車椅子を使用せずとも生活できることがお互いにわかり，このことがAさんの自宅退院への希望につながったのではないかと思う。私たちもまた，この自宅でこれまで生活してきたのは，紛れもなくAさん自身であったことを再認識した。

　自宅を訪れたことで生活のイメージが湧き，また一部の不安（車椅子を使わなくとも生活ができそうであることなど）が解消されたことから，Aさんは自宅退院を自己決定することができた。しかし，その反面，病院での安心で不自由ない生活に比べると，一人暮らしの不安はかなり大きいものと思われた。夜間宿泊の家政婦の付き添いを希望したことからも，生活がイメージできるようになってきたことで，その分新たに具体的な不安も生じてきていたのではないかと思う。

　そこで，日中をどのように過ごすのか，食事や入浴などの不安に対してどう対処していくのかなど，生活上の具体的な心配事などについて一緒に考えていった。ヘルパー，配食サービス，デイサービス，訪問看護などについてていねいに説明していくと，「ああ，そう，それがいいわ」「どうしたらいいの」と，今後の生活について1つ1つ自分で考え，決めていくことができた。また，家の片づけについても，馴染みの工務店の方に信頼を寄せており，みずから指示して整理していった。こうしたAさんの姿，変化の過程を見ていると，Aさんに希望がなかったわけでも，積極的に参画しようとしていなかったわけでもなく，私たちが希望や力をとらえられていなかったことを痛感させられた。Aさん自身に尋ね，実現方法を一緒に考えていけば，問題解決はできたのである。

　Aさんは，地域で人前に立つときには，誰かに依存することをせず過ごすことができており，高齢者のグループにはお上品に参加してその場を楽しむことができていた。また，病院ではゆっくり時間をかけてお粥を食べていたが，デイサービスでは普通食を食べることができたのである。そのときの様子を収めた写真を目にした病棟スタッフは，その変貌ぶりに大いに驚いた。こうしたAさんの姿を見ていると，Aさんはこれまでの生活のなかで「お嬢様のようにみんなによくしてもらって暮らしたい」「自分は精神障がい者ではない」と主張していたのではないか，言葉として表現することこそ少ないが，そこを認めていくと支援がうまくいくのではないかと感じた。

　また，退院前訪問や地域サービスを体験利用することで，病院外の支援者とも顔の見える関係をつくっていくことは意識していたところである。退院前のケア会議の際，言葉で発してはいなかったが，地域支援者と再会するときの本当にうれしそうな笑顔から「この人たちと地域で生活していく」というAさんの意思表明を感じ，そのことをチームで共有できたのであった。

おわりに

　この事例では当初，Aさんには退院に向けた主体的な希望がないように考えてしまっていたが，それは私たちがとらえられていなかったに過ぎなかった。Aさんからの積極的なアプロー

特集　身近なところからはじめる・考える「患者参画」

チがないということから，在宅生活のなかで回復していくというイメージをもたないまま，入院生活上の問題にばかり目が向いてしまっていたのかもしれない。くり返しになるが，退院支援の主体が患者さんである以上，私たちは何度でも患者さんの願いや思い，ストレングスに立ち戻り，それらをとらえ返していかなければならないと思う。

今回，あらためて事例を振り返ると，日々のかかわりの積み重ねをベースに，意思決定や話しあいのタイミングを計りながら本人を置き去りにしなかったこと，本人みずから地域支援者とつながることで安心感を得られたこと，これらのことを通してAさんは自信を得て，みずからの生活をイメージできるようになっていったのではないかと思う。そのなかで感じた「患者参画」，また患者さんを含む多職種が「協働」していくために大切だと思うことを表2にまとめた。

最後に，退院支援における「患者参画」の意味とは「どんな立派な列車をつくっても本人が乗らなければ，前に進むことはできない。どんなにボロボロでも，本人がその列車に乗れば必ず前に進むことができる」[1]，この言葉に尽き

表2　患者参画と多職種協働で大切なこと

〈当事者主体の退院支援を行うには〉
- 当事者を置き去りにしない（チームの一員とする）
- 本人の力を信じる
- 実際に体験してみる
- その人らしさ，夢，生活，希望を大切にする

〈多職種カンファレンス，多職種協働するには〉
- 本人参加が基本
- タイムリーに集まる（本人にとって必要なタイミングで）
- チーム全員で知恵と工夫を出しあう
- 支援が進むにつれてチームも変わっていく（病院中心の職種⇒地域の支援者中心に）

ると考えている。

〈引用・参考文献〉
1）渡辺とよみ：2014年日本精神科看護協会 専門；退院調整Ⅱ 研修会資料.
2）末安民生編：精神科退院支援ビギナーズノート．中山書店，2009.
3）飯野雄治，中原さとみ：リカバリーの学校の教科書—精神疾患があっても充実した人生を送れます！．EDITEX，2012.
4）田中英治朗：こうすれば，退院できるし暮らせるし②．精神看護，17（4），p.61-64，2014.
5）加藤由香：こうすれば，退院できるし暮らせるし③．精神看護，17（5），p.36-39，2014.

みなさんからの研究論文や実践レポートを募集しています

●精神科看護に関する研究, 報告, 資料, 総説などを募集します!

*原稿の採否
　(1) 投稿原稿の採否および種類は査読を経て査読委員会が決定する。
　(2) 投稿原稿は原則として返却しない。

*原稿執筆の要領
　(1) 投稿原稿に表紙をつけ, 題名, 執筆者, 所属機関, 住所, 電話等を明記すること。
　(2) 原稿はA4判の用紙に, 横書きで執筆する。字数は図表を含み8000字以内とする。
　(3) 原稿は新かな, 算用数字を用いる。
　(4) 図, 表, および写真は図1, 表1などの番号とタイトルをつけ, できる限り簡略化する。
　(5) 文献掲載の様式。
　　①文献のうち引用文献は本文の引用箇所の肩に, 1), 2), 3)などと番号で示し, 本文原稿の最後に一括して
　　　引用番号順に掲載する。
　　②記載方法は下記の例示のごとくとする。
　　　 i) 雑誌の場合　著者名:表題名, 雑誌名, 巻(号), ページ, 西暦年次.
　　　 ii) 単行本の場合　編著者名:書名(版), ページ, 発行所, 西暦年次.
　　　 iii) 翻訳本の場合　原著者名(訳者名):書名, ページ, 発行所, 西暦年次.
　(6) 引用転載について。
　　他の文献より図表を引用される場合は, あらかじめ著作者の了解を得てください。
　　またその際, 出典を図表に明記してください。

●実践レポートや報告もどんどんお寄せください!

　職場での実践報告や看護の工夫などをお寄せください。テーマは問いません。研究目的, 方法, 結果, 考察など研究論文の書式にとらわれなくても結構です。ただし, 実践の看護のなかでの報告・工夫に限ります。8000字以内でまとめてください(図表・写真含む)。原稿の採否については編集委員会で検討します。

●読者のみなさんとともにつくる雑誌をめざしています。

　「クローズアップの取材に来てほしい!」「こんな特集をしてほしい」「この記事は面白かった, 役に立った」など, 思い立ったことやご意見などもお気軽にお寄せください。お待ちしております。採用の際は原稿のデータをフロッピーなどの媒体で送っていただきます。

送付先　㈱精神看護出版
●TEL.03-5715-3545　●FAX.03-5715-3546
●〒140-0001 東京都品川区北品川1-13-10ストークビル北品川5F
●Ｕ Ｒ Ｌ　www.seishinkango.co.jp/
●E-mail　info@seishinkango.co.jp

精神科看護 グラビアページの取材協力のお願い

雑誌『精神科看護』では1998年6月号（通巻69号）より，「クローズアップ」と題して全国の精神科病院・施設を取材してきました。「その場所で行われているかかわりは患者・利用者の表情にあらわれる」というコンセプトのもと，患者・利用者さんの豊かな表情を広く読者に伝えるとともに，患者・利用者さんとかかわる医療者の姿，そして病院・施設が果たしてきた役割やその実践に焦点を当てた取材を続けています。みなさまの病院・施設の活気ある姿，また日々奮闘するケアの実践・現場を，この機会にぜひ紹介されてみてはいかがでしょうか？

01 ご応募いただいたら

まず取材日程の調整と並行し，病院・施設のどのような点をクローズアップするかを打ち合わせさせていただきます。そのうえで正式な依頼状（公文書）をお送りいたします。

02 取材当日は

担当編集者と写真家の大西暢夫氏がお伺いします。基本的には事前のスケジュールに沿って取材を進めさせていただきます。取材は概ね2日間となります。事前に許可をいただいている場合でも，患者・利用者さんとお話し・撮影させていただく際には必ずご本人から許可を得て行います。

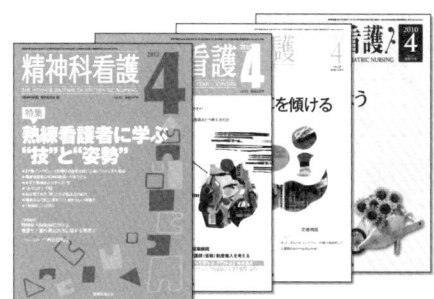

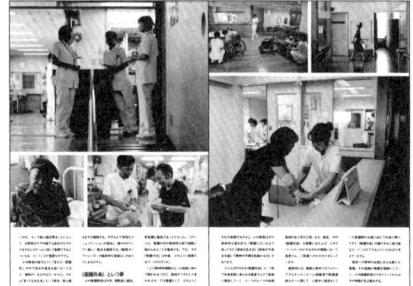

03 写真の確認は

当日撮影した写真のカラーコピーをお送りします。掲載可能なお写真を選択いただき，ご指示ください（一度目の確認）。その後，編集部で使用可能な写真から数点をピックアップし，誌面レイアウトを作成します。このレイアウトの段階でも再度写真掲載が可能か確認させていただきます（二度目の確認）。

04 できあがった雑誌は

5冊謹呈いたします。またグラビアページのみを冊子体としたもの（抜き刷り）も希望部数分が作成可能ですので，ご要望があれば担当編集者にお申し付けください（抜き刷りは有料となります）。

写真家紹介

大西暢夫（おおにし のぶお）
1968年，東京生まれ，岐阜で育つ。東京綜合写真専門学校卒業後，写真家本橋誠一氏に師事。2001年より雑誌『精神科看護』のグラビア撮影を始める。2004年，写真絵本として発表された『ひとりひとりの人　僕が撮った精神科病棟：大西暢夫　文・写真』も，各方面から高い評価をいただいています。
2010年に刊行された写真絵本『ぶた にく（幻冬舎）』では第58回産経児童出版文化賞と第59回小学館児童出版文化賞をW受賞。

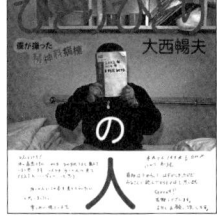

※データ化された写真は信頼性の高いセキュリティのもとでサーバーに保管されます。また，データの社外への流出を避けるため，データの移動の際にはインターネットを使用せず，必ず保存用デバイスでやりとりを行う社内規定を設けています。こうした高い管理に関しては，社外関係企業にも同様に要請しています。

お申込みおよびお問い合わせ

（株）精神看護出版編集部（担当：霜田）

〒140-0001　東京都品川区北品川1-13-10　ストークビル北品川5階
Tel:03-5715-3545　fax:03-5715-3546　E-mail:shimoda@seishinkango.co.jp

WRAP®をはじめる！

第1回　WRAP®をつくり，使うようになるまで

アドバンスレベルWRAP® ファシリテーター／
地域活動支援センターはるえ野 センター長（東京都江戸川区）
増川ねてる ますかわ ねてる

プロローグ

「僕にはそれがない」

頭の中が空っぽでした。

そして，その空っぽの頭の中でひたすらひたすら，「それ」を探して視線を動かしていました。……しかし，そこには何もない。

「あなたは，どうやって自分を労わっていますか？」

2006年，冬の夜。WRAP®（以下，WRAP）をはじめた仲間で，市営の建物の会議室，定例の勉強会をしていたときのこと。この勉強会は，その年の秋に，アメリカからジーニー・ホワイトクラフトさんというWRAPファシリテーターが来日し，WRAPに関する講演会とワークショップを僕の住む千葉県市川市で行ったことがきっかけで結成したWRAPのグループではじめたものでした。

その日のテーマは〈元気に役立つ道具箱〉。

「あなたは，どうやって自分を労わっていますか？」「私は○○○」「僕は○○○」。

それぞれがそれぞれの"自分を労わる方法"について話していきます。しかし僕は……それを見つけることができませんでした。

「じゃあ，好きなことは？」

「音楽を聴く，本を読む，昔は詩を書いていたけれども……」

「うん」

「いまは，詩は書かない。音楽は，いまは，"ボ・ガンボス"を聴いている。"どんと"がかっこいい」

「へー」

そんな会話になったと思います。

でも，自分を労わる方法は……ない。思いつかない。他の人は，「カフェに行く」とか，「美味しいものを食べる」とか言っていたように思います。それらを聞くたびに「へぇー，○○さんはこんなことをしているんだ」「健常者の○○さんも，苦労しているんだな。そしていろいろ工夫して，がんばっているんだな」と思う一方，「僕には，それがない……」と，さびしい気持ちになったことを覚えています。

あれから，9年の歳月が経ち，僕はいま，WRAPを使った生活を送っています。もっと言えば，WRAPを使って自分の人生をつくっています。薬を飲むことも，もうなくなりまし

た。タバコもやめて随分と経ちます。「まわりの人が僕を殺そうとしている。だから，殺される前にやらなきゃいけない。でも，そんなことはしたくないんだよ。助けてほしい」。そんなことを言った日もありましたし，路上で倒れて救急車で病院へ搬送されたのは，今年の夏でした。現実の世界と夢の世界が交じりあうことは日常茶飯。しかし，薬物療法は現在行っていません。自分の〈元気に役立つ道具箱〉と，〈リカバリーのキーコンセプト〉を使うことで（つまり，自分の「WRAP」を使うことによって），生活をしています。

新連載『WRAPをはじめる！』第1回目は，WRAPに出会って9年。僕はこれまでどのようにして自分のWRAPをつくっていたのか，どんなふうにWRAPを使うようになっていったのかについて，綴っていきたいと思います。

そもそもWRAPって何？

WRAPは，「Wellness Recovery Action Plan」の頭文字をとったもので，日本語では「元気回復行動プラン」と訳されています。本としてまとめられたのが，アメリカでは1997年（初版，改訂版2002年），日本語訳が出たのが2009年。その本から紹介すると，「元気回復行動プラン（WRAP）は，不快で苦痛を伴う困難な状態を自分でチェックして，プランにそった対処方法を実行することで，そのような困難を軽減，改善あるいは解消するための系統だったシステムです。（中略）。このシステムは，長年にわたってさまざまな精神的な困難に対処し，元気に生活を楽しむための努力をしてきた人々によって開発されました」[1]というものです。

WRAPがユニークなのは，精神症状を経験した「当事者」の生活のなかから「生まれた」ものだということ。つまり，何かのデータにもとづいて仮説検証をくり返し，精度を上げてつくり上げられた「プログラム」というよりは，リカバリーした当事者の声をていねいに記述していたらこうなりました，という「事実」の集積であるということだと，僕は思います。触れるたびに，これまでたくさんの困難を抱えながらも，自分の人生をつくろうとしてきた先人たちの意志や思いにありがたさを感じ，敬虔な気持ちになります。

WRAPは，治療者が患者に与える「治療プログラム」ではありません。自分でつくる自分のための「アクションプラン」です。自分のもっている「生活の工夫」や「考え方のコツ」をどう使っていくのかを「自分自身でデザインするプラン」です（人につくってもらった，あるいは「つくらされたWRAP」はWRAPではありません）。

私が，WRAPに出会ったのは，2006年の初めのころ。薬物療法に失敗してそれまで使っていた薬が使えなくなり，仕事を辞めて，生活保護を受けるようになり，その後，通うことになった福祉施設でのことでした。当事者活動，ピアサポートに関心をもち，「どうしたらこれまでの経験を活かして，仲間同士支えあえるのか」を模索していたころ。これまでたくさんの薬を飲んできたし，治療法もいろいろ調べてみたけれどうまくいかなかった。それが，福祉施設に通うようになると，自分と同じような経験をしている人たちがたくさんいて，生身の声をたくさん聞くようになりました。これまでどんなに説明してもわかってもらえなかったことを「わ

かるよ，俺もそういうことがあったから」と言ってくれる人に出会いました。そして，お互いに「体験者」ならではの話をするようになりました。

そんなときです。「そうしたらWRAPというものがあるよ」と，アメリカで仕事をしていたとある方がWRAPを紹介してくれたのです。「アメリカの当事者たちは，当事者の手でつくられたWRAPというものを使っていたよ」。

そして，2006年の秋に，先述したジーニーさんが来日し，日本で最初のWRAPワークショップが開催され，WRAPに出会い，そして仲間同士でWRAPの勉強をはじめました。そして，冒頭の会話になります。

「あなたは，どうやって自分を労わっていますか？」

まず，〈元気に役立つ道具箱〉をつくることから

このことが，最初，私にはわかりませんでした。自分の「元気に役立つこと」を書きだしていく。楽しいことのように思われるかもしれませんが，当初私は「いまさら？」「なんだか幼稚な感じがする……」と思ったものです。それよりもほしいのは，自分の病気を治す方法。自分の得意なこと，好きなことは知っている。でも，それではどうにもならないことがあるから困っているんだ。いいときはいい。でも，そうでないときがあるから，なんとかしたいと思っているんだ，と思ったのです。

それで，〈元気に役立つ道具箱〉をそこそこにつくると，すぐに次のパートへと進みました。

次は〈日常生活管理プラン〉。これは「いい感じの自分」を紙に書いて，さらにそのために「毎日すべきこと」と「時々するとよいこと」を書いていく。

〈引き金〉。自分にとっての「苦手な刺激，状況」を書いて，「そのときにすること」を書いていく……難しい。

〈注意サイン〉。自分の「内側で起こる微かな変化」を書いて，「そのときにすること」を書いていく……どうしていいかわからない。

さらに〈調子が悪くなってきているとき〉〈クライシス〉〈クライシスを脱したとき〉……。

さっぱり，わからない。自分がどうなるかもわかりませんし，そもそもその「嫌な感じ」をなんとかしたくてそのための方法を探しているところ。それがわかっていたら苦労はしない。それに，調子が悪いときのことを思い出すのはつらい。反対に「いい感じ」を見つめるのもいいけれども，それは時に白々しく，なんだか夢を見るだけのような感じがして，現実離れしているようにも思えました。「いい感じ」のときばかりではない，そうでないときがあるから困っているんだ。自分探しも疲れる……。

試行錯誤は続く，しかし……

しだいに，WRAPの何がいいのかがわからなくなっていきました。友人は「これはいい」と言って，自分のWRAPを小さなノートに書き，それを持ち歩いて使っていましたが，私にはそのよさがわからず，「WRAPにも合う人と合わない人がいるってことだな」と思っていました。

そして，調子を崩して入院。病院で自分を落ち着かせ，退院したその年（2007年）の3月。

WRAP®をはじめる！

日本で初めての『WRAPファシリテーター養成研修』が福岡県の久留米市で開催されました。私もそこに参加することになっていたのですが，参加条件は「自分のWRAPをもっていること」でした。正直WRAPのよさはよくわからない，でもかかわっていきたい，さらに「WRAPファシリテーターになりたい！」という思いもどこかにあり，再びWRAPをつくりはじめました。

〈元気に役立つ道具箱〉，いつものどおり「本を読む」「音楽を聴く」「宝石が好き」「長風呂」。まぁ，こんなところかな。それよりプランをつくらなきゃ……〈引き金〉〈注意サイン〉〈調子が悪くなってきているとき〉……やっぱりわからない。それらを解決する方法がないから困っているのだから……。

この状況は，ファシリテーター養成研修に行って帰ってきてからも続き，自分のWRAPはなかなか完成しませんでした。

そして，また入院。「僕には，自分の方法がない……」。入院中に何か見つけられるかもと思いましたが，見つけられないままでした。退院後，もう一度WRAPを初めから勉強し直してみようと思い，メアリーエレンさんのホームページの日本語版を真剣に，ノートを取りながら，読みはじめました。そして，そこにこんな言葉が記されていたのです。

WRAPで最初にやることは，あなたにとっての元気に役立つ道具箱を作ることです[2]。

もう自分探しには疲れていましたし，困ったときの解決策は探しても見つからない気がしていました。ただ，仕事はしていませんでしたが，生活保護の受給中でしたので焦らなくてもよい状況でした。体調も不安定であったため，焦らず，ゆっくりWRAPに取り組んでみよう，そう思いました。

WRAPは生活のなかにあった

再び〈元気に役立つ道具箱〉をつくりはじめました。京極夏彦の『今昔物語』，北方健三の『ブラッディドールシリーズ』『秋水』『お前を信じている』。好きな本や，ホームヘルパーさんにもらった果物（梨），友人からもらった言葉。何か元気になりそうなものやことを「見つけた！」と思ったときには，ポケットに入る小さなノートにそれを片っ端から書き込んでいきました。そして，ことあるごとにそのノートを開いて見ることをはじめたのです。

「見つけた！」こと，「うれしかった」ことを書いていくと，ノートはしだいに埋まっていきました。そして，そのノートを見る習慣を続けていくうちに，自分のある傾向に気づいたのです。ノートには「いいときに見ているページ」があれば，「嫌なことがあったときに見ているページ」がある。「イライラしたときに役立つことが書いてあるページ」があれば，「"よし元気をチャージ"というときに見ているページ」もある……。

「あ！」と思った瞬間でした。

僕には僕のWRAPがあった！　それはWRAPのプランの順番どおりには書いてはありませんでしたが，紛れもなく，WRAPでした。そして，これまでプランがつくれなかったのは〈元気に役立つ道具箱〉をきちんとつくっていなかったからだったのだと，プランが書け

なかった理由がわかりました。

　WRAPはすでに僕の生活のなかにあったのです。ただ，自分の〈元気に役立つ道具箱〉に無自覚であったために見過ごしていたのです。しかし，日々の生活のなかでそのつど「書き残していく」ことで，それらを自覚することができるようになったのでした。

　WRAPで最初にやることは，あなたにとっての元気に役立つ道具箱を作ることです。
　これはWRAPを作るときに使うことができる資源のリストです[2]。

　後はもう，その〈元気に役立つ道具箱〉を〈いい感じのとき〉〈引き金〉〈注意サイン〉〈調子が悪くなってきているとき〉というWRAPのプランに振り分けていくだけです。それぞれのときに何をすれば効果的かは，先の〈元気に役立つ道具箱〉をつくる過程でよくわかっていたので，振り分けは容易でした。そして，自分のWRAPができました。

WRAPのカタチ

　図1は，いま僕が実際に使っているWRAPです。これまでいろいろなWRAPをつくってみましたが，このカタチが僕にはしっくりきています。
　WRAPとは，「元気でいるために，そして気分がすぐれないときに元気になるために，また自分で責任をもって生活の主導権を握り，自ら望むような人生を送るために，あなた自身でデザインするプラン」[2]です。つまり，WRAPとは，自分の〈元気に役立つ道具箱〉〈リカバリーのキーコンセプト〉を自分で使いこなせるようにしていくための総合的な仕組み（システム）であるため，人それぞれに異なるカタチがあるのです。AさんのWRAPとBさんのWRAPとでは，カタチも，書いてある内容も違うと思います。そして，つくり方も。
　ですので，図2は1人のWRAPユーザーの例として見ていただけたらと思います。
　工夫した点は，一目でわかるようにしたところ。
　WRAPをつくりはじめたころは，A4の紙に書いて，それをファイルに綴じていくカタチをとっていました。A4の紙1枚につき1テーマ。そうすることでページを開くごとに頭を切り替えることができ，1つのトピックに集中できる点がよかったです。ただし，このファイルを開くことはしだいにしなくなり，そのまま置かれてしまうようになりました。
　次にとったカタチは，前述したようにポケットサイズのノートに書くといったもの。これは，友人を真似てやってみました。小さなサイズのノートなので見やすい，またちょっとしたときに取り出して書き込むことができ，見返しやすくもあるのでよかったです。ただ，小さなノートとはいえ，それらを括るのには時間もいりますし，使っているうちにこのサイズですら大きいと感じるようになっていきました。
　そこで，最終的にとったカタチが，A4サイズ1枚のWRAPでした。何より便利なのは，一目で見られるところ！　さらに，〈引き金〉や〈注意サイン〉，〈調子が悪くなってきているとき〉〈クライシス〉〈クライシスを脱したとき〉も，1枚の紙にまとめてみると，人生の一部であってすべてではない，いろいろあるなかでの1つ

WRAP®をはじめる！

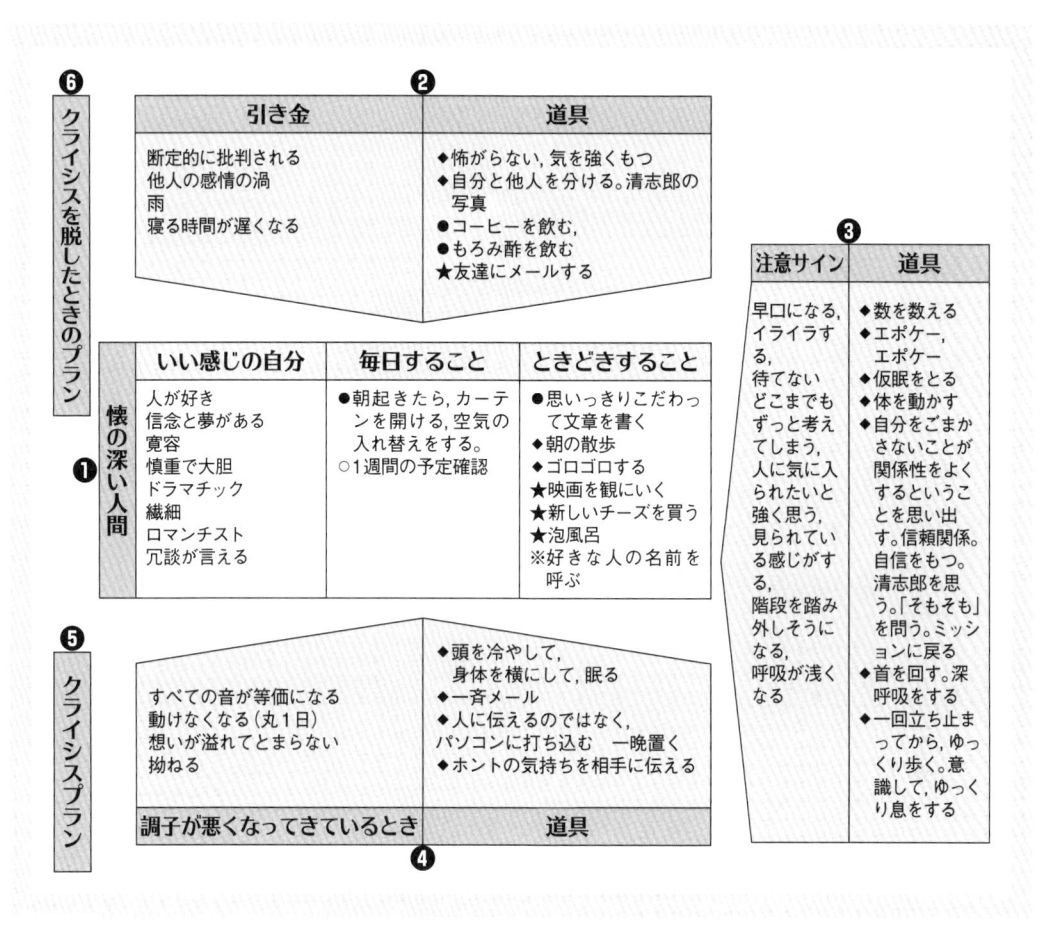

図1　僕がいま使っているWRAP

❻ クライシスを脱したときのプラン

❷ 引き金	道具
断定的に批判される 他人の感情の渦 雨 寝る時間が遅くなる	◆怖がらない，気を強くもつ ◆自分と他人を分ける。清志郎の写真 ●コーヒーを飲む， ●もろみ酢を飲む ★友達にメールする

❶ 懐の深い人間

いい感じの自分	毎日すること	ときどきすること
人が好き 信念と夢がある 寛容 慎重で大胆 ドラマチック 繊細 ロマンチスト 冗談が言える	●朝起きたら，カーテンを開ける，空気の入れ替えをする。 ○1週間の予定確認	●思いっきりこだわって文章を書く ◆朝の散歩 ◆ゴロゴロする ★映画を観にいく ★新しいチーズを買う ★泡風呂 ※好きな人の名前を呼ぶ

❸

注意サイン	道具
早口になる，イライラする，待てないどこまでもずっと考えてしまう，人に気に入られたいと強く思う，見られている感じがする，階段を踏み外しそうになる，呼吸が浅くなる	◆数を数える ◆エポケー，エポケー ◆仮眠をとる ●体を動かす ●自分をごまかさないことが関係性をよくするということを思い出す。信頼関係。自信をもつ。清志郎を思う。「そもそも」を問う。ミッションに戻る ◆首を回す。深呼吸をする ●一回立ち止まってから，ゆっくり歩く。意識して，ゆっくり息をする

❺ クライシスプラン

調子が悪くなってきているとき	道具
すべての音が等価になる 動けなくなる（丸1日） 想いが溢れてとまらない 拗ねる	◆頭を冷やして，身体を横にして，眠る ◆一斉メール ◆人に伝えるのではなく，パソコンに打ち込む　一晩置く ◆ホントの気持ちを相手に伝える

❹

のプロセスだと思えるようになったこと。そして，「いい感じの自分」を少しずつ調整していくことができるようになったことです。

また，あるとき〈いい感じの自分〉と思っていたことが，実は〈注意サイン〉の状態であったとわかり，反対に〈注意サイン〉だと思っていたことが僕にとっては〈調子が悪くなってきているとき〉であったりと，思わぬ発見もありました。そして自分の〈道具〉の使い方，そのタイミングを知っていきました。いまは，このカタチのWRAPを使うことによって，自分の〈元気に役立つ道具箱〉を「いつでも使える」ようにしています。最初は，これを机の上に置いて眺めていましたが，いまは大体のカタチが頭に入っているため，大きな修正が必要なときには書き直すようにしているものの，実物を見ることは少なくなりました。

ちなみに，図1，2と2つあるのは，片方は行動の平面図（図1）として，もう片方は思考の縦軸（図2）として，立体的に使うためです。

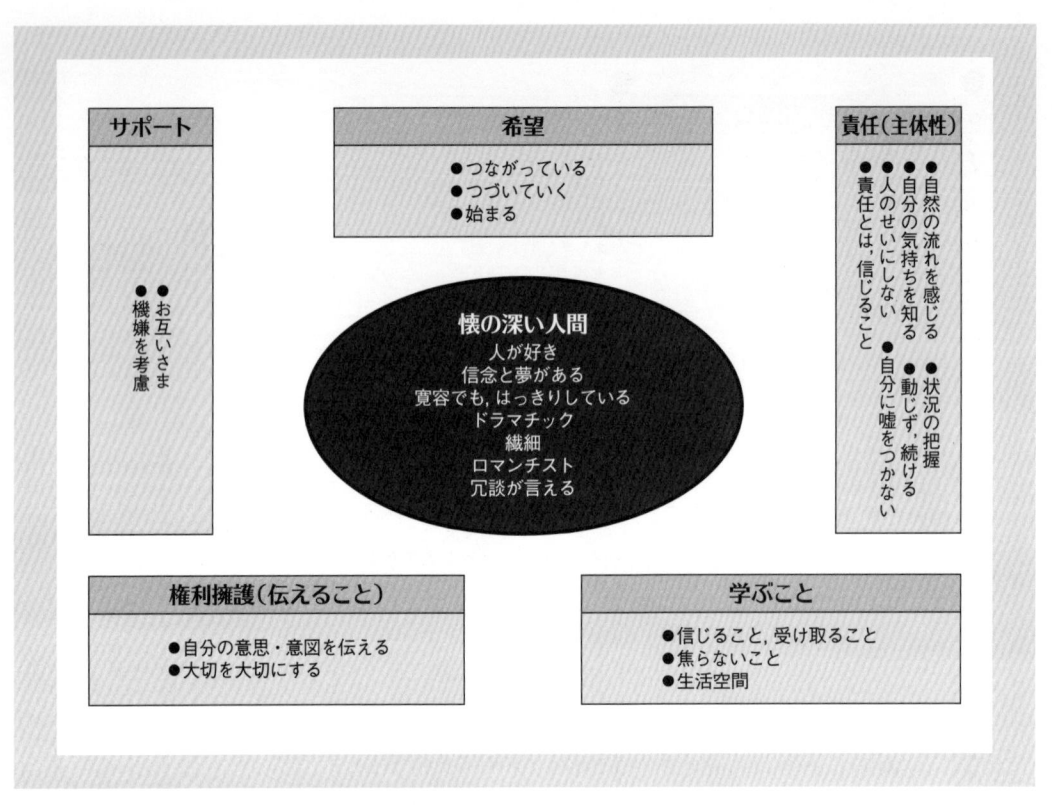

サポート	希望	責任（主体性）
●お互いさま ●機嫌を考慮	●つながっている ●つづいていく ●始まる	●自然の流れを感じる ●自分の気持ちを知る ●人のせいにしない ●責任とは、信じること ●状況の把握 ●動じず、続ける ●自分に嘘をつかない

懐の深い人間
人が好き
信念と夢がある
寛容でも、はっきりしている
ドラマチック
繊細
ロマンチスト
冗談が言える

権利擁護（伝えること）	学ぶこと
●自分の意思・意図を伝える ●大切を大切にする	●信じること、受け取ること ●焦らないこと ●生活空間

図2　一目でわかるように工夫をしたWRAP

WRAPのある暮らし

「僕にはそれがない」。冒頭にも書いたとおり，WRAPと出会った当初は，頭の中は透明で空っぽな感じ。探しても，探しても〈道具〉は見つからない感じでしたが，あれから9年。世界にあるものがことごとく〈道具箱〉といったように見えてきます。そして，どのタイミングでそれらを使うのかは，自分次第。そして，WRAPは，だれもが本来もっているのだと，ここのところは確信しています。

そして，「最近，こんな道具箱を見つけたよ」「へー，じゃ，僕も試してみようかな」，そんな会話も始まりました。「これが，私がいま飲んでいるもろみ酢です。よかったら，飲んでみていただいてもいいですよ」「では，少し！」，「そしたら，映画を観に行こうか。まだ，開いていると思うよ」「疲れたのでアイスを食べて帰る」「ああ，じゃ僕もそうしようかな」，「はい，これ。好きでしょ」「助かる〜」，こんな感じです。

誰にも，自分の〈元気に役立つ道具箱〉があります。そして，それを自覚することで，それを自分で使うことができるようになります。さらに，その〈道具〉をまわりの人とも共有しておくことによって，自分が上手に〈道具〉を使えていないときには，まわりの人に思い出させてもらうことができます。

WRAP®をはじめる！

　また，自分の〈元気に役立つ道具箱〉をもっている人たちが増えると，先の会話のように，それらをお互いに交換しあうことができるようになります。さまざまな経験が（いいことも，悪いことも），すべてが自分の〈道具〉を見つける機会となり，〈道具箱〉を使う機会となります。

　そして，自分の〈道具箱〉を使うということは，自分のもって生まれたものを使っていくということであり，それは自分の人生を生きていくということになるでしょう。WRAPは，自分の人生を生きていきたいと願うすべての人たちによいものだと思います。

　また，そういう人が増え，そしてお互いに〈道具箱〉の交換をしあえる状況になったとき，僕のなかに，他者の経験と，その人の実践に対する敬虔な気持ちが湧いてきました。そして，その人への敬意と，それを分かちあってくれることに感謝するようになりました。自分のもっている方法が誰かの役に立ったときには，いろいろあったけれど，試行錯誤しながらやってきてよかった，と思えます。

　WRAPは精神面での困難を経験する人たちのグループによって作られました。この人たちは，自分の元気に役立つことを見つけ出すことができ，それらの道具を使ってつらさを和らげ，元気でいるためにそれらの道具を使うことができることを知っていました。(中略) あなたのWRAPは，日常の言葉を使ってデザインされるもので，元気になり元気であり続けるための鍵を握っています[2]。

誰もが，安心して自分らしく生きられるように

　自分のWRAPをつくり，そのWRAPを使っていくということ。そのことを通して，私は自分を生きられるようになりました。誰かになるのではなく，「自分のもって生まれたもの」を使って生きるということを覚えたから。いまでは，同じように生きている多くの仲間とともに，リアルに生まれた人生を，私として生きていると実感しています。WRAPに出会って，自分の人生が，本当にはじまった……。

　誰もが，安心して自分らしく生きられる社会の到来を願って，今月から『WRAPをはじめる！』を綴っていきます。

　みなさんの，感想，実践の報告をお待ちしております。

　WRAPをはじめてみませんか？

〈引用・参考文献〉
1) メアリー・エレン・コープランド著，久野恵理訳：元気回復行動プラン　WRAP（ラップ）．道具箱，1997.
2) メアリー・エレン・コープランド：メンタルヘルスのリカバリーとWRAP™（日本語版ホームページ）．http://www.mentalhealthrecovery.com/jp/aboutwrap.php

1/2フィクション

過古のひと
夜明け前の看護譚

重黒木 一
じゅうくろき はじめ
慈友クリニック（東京都新宿区）

イラスト：長谷川貴子

第9回
在りし日の「作業療法」

1982年。冬に別れを告げる春先。

当時の治療の主役は何といっても薬物治療が正攻法であった。それに付随して院内外の作業が積極的に行われていた。その目的は内向的になりやすい感情を外向化させ、そのひとがもつ健康的な部分を最大限に引き出すことであったと記憶している。

作業の中身は毛糸の手編みをはじめ、卵ケース作成、雑誌の付録づくり、病院周辺の清掃、家畜（豚、牛、ヤギ、鶏、鳩）などの世話、あるいは入浴介助、トイレの清掃、配膳の手伝い、農作物の育成など実に多種多様であった。

★

早朝から張り切りマンの佐藤竜君（仮名）29歳が看護婦に声をかけてくる。竜君は妄想型の精神分裂病であり、病状が周期的に寛解、増悪をくり返すために長期入院を余儀なくされているが、日常は誰彼構わず冗談を言い、明るい性格でみなから愛される存在だ。

竜君の最高の「生きがい」は看護婦のさまざまな仕事を手伝うことだ。しかるにその大切な仕事を他の患者さんがやろうとすると「俺の仕事だから邪魔するな！」と、声を荒げて威嚇することがしばしば見られた。竜君は朝食の時間前になると、決まって配膳室横の古い板張りの

ドアを「ドンドンドン」と叩きはじめる。
「配膳室を開けて〜。朝ごはんの準備をするから」
「まだ、少し早いですよ。6時ごろからでも十分に間に合いますよ」と、看護婦が応える。
「駄目だよ。いまだよ、いま！　早く開けないと、誰かに配膳作業をとられるから。だから、ねっ。早く開けてよ。ねっ。ねっ。ねっ」と、そわそわと甘える素振りでしつこくドアの開放を要求する。その理由は他のひとに自分の仕事を奪われたら大変なのだ。
その執拗さに根負けした看護婦は、早いと思いつつもドアを開放した。すると竜君は、流し台の掃除を始め、床の水撒き、食器の用意、手拭の準備など慌ただしく朝食の準備を開始した。準備をしている竜君の目は真珠の宝石みたいに、実にキラキラとしている。まるで自分が厨房の責任者といった雰囲気だ。
さぁ、準備が整った。いつでもドンと来いっという感じだ。そして厨房から食事を積んだ台車が「カタコトカタコト、ギ―――ギッ」「カタコトカタコト、ギ―――ギッ」と、錆びついた自転車のブレーキみたいな息苦しい音を立てながら病棟に運ばれてきた。
その台車を目の当たりにした竜君は俄然気合が入り「やる気スイッチ」が入った。
「よぉ〜し。準備だぁ〜。看護婦さんはご飯の盛りつけをお願いします。それと高橋さんと鈴木さんは味噌汁をこぼさないように気をつけてください。こぼしたら火傷しちゃいますよ。それと沢庵は最後に出すようにしてください。手順は絶対に間違えちゃ駄目ですよ」と、まるで寿司屋の職人みたいな威勢のいい甲高い声を全員にかけていく。

そのかたわら、配膳室の前にお腹を空かせた患者さんの長蛇の列ができる。
空腹に耐えられなくなった坂木さんが竜君に向かって声を荒げる。
「早くしろよ〜。腹が減ったよ〜」
「もう少しだから、ガマンガマン」と、すかさず竜君が返答する。坂木さんは「腹減った、ハラヘッタ、腹減った、ハラヘッタ」と、プラスチックの湯呑みやブリキの食器で壁や格子を叩きはじめた。
「カチャン、グァチャン、ゴンゴン、ゴォン、カァ〜ン、カァ〜ン」と、プラスチックの鈍い音にブリキの甲高い金属音がミックスされ、頭の中でグルグルと回転していく。
その音に他の患者さんは、何が起きているのかわからないのに、坂木さんの真似を始める。「カヂャン、カヂャン、ゴンゴン、グワォ〜ォン、カァ〜ン、カァ〜ン」と、複数のひとが食器で格子を叩きはじめる。竜君はそんな煩わしさに臆することなく、「さぁ、一丁あがりぃ……二丁あがりぃ」と、歯切れのいい声を出しながら準備に専念している。その竜君の毅然とした態度に食器を叩いていたひとたちは一瞬叩くのを躊躇う。
全員の配膳の準備が整った。配膳室と廊下を挟んで碁盤の目のような格子があるが、その下部の一回り大きい格子が食事の差し入れ口だ。そこからご飯、味噌汁、焼き魚、沢庵を順番に出していく。そして食事を待ち兼ねていた患者さん1人1人がセルフサービスでブリキのお盆に移していく。もたもたしていると後方から「遅いぞぉ」と、怒号が飛ぶのでみんな緊張しながら必死に装っていく。
食事を受け取ると食事場所の確保に奔走す

ることになる。畳のディルームなので明確な区切りはない。よってわれ先にと小走りになる。

さぁ、やっと食事だ。80名近くの患者さんが一斉に食事をはじめる。お互いに会話することなく、黙々と一心不乱に腹を満たしていくその光景はなんとなく独特の異様さがある。

注意深く耳を澄ましてみてもひとの声は一切聞き取れない。

「クチャクチャ」と食べる音や、「カチカチ」と箸がブリキの食器にぶつかる複合した音のみが休憩していた鼓膜を微小に振動させる。

食べ終わると食器の後片付けだ。おのおのが太い網目のカゴに分別しながら並べていく。残飯を捨てないで片付けようとする患者さんがいると、見張り番をしている鈴木さんから注意を受けることになる。

「残り物は残飯入れのバケツにちゃんと入れなきゃだめですよ」

「いちいち細かいことを言うなよ。このくらいの量だったら捨てなくても大丈夫だよ」と、阿部さん。

「駄目です。量の問題ではありません。ルールはルールです」

ふて腐れた阿部さんは、鈴木さんの耳元で「チェッ」と口を鳴らす。すると鈴木さんは

「なんだよ。お前は……文句があんのか」と、阿部さんを睨みつける。

阿部さんは鈴木さんが怖かったので威嚇しようと思ったのか、突然食器入れのカゴを空高く投げつけた。

「ガッシャン～ガラガラ、ガッ～シャン」と、食器の散乱する音。

その音にびっくりした看護婦が2人の仲裁に入る。

「ハイハイ、やめなさい、やめなさい。喧嘩をしていたら罰で昼御飯が抜きになっちゃうよ。どっちもどっちですよ。喧嘩は両成敗」と言葉巧みに介入する。

食事のときはこのようにちょっとしたことでイザコザが発生する。まさに食事は「命」を懸けた生きるための戦争だ。

食事が終わると、配膳を仕切っていた竜君は「以上で朝の配膳業務を無事終わります。また昼ごはんのときは、より一層がんばりますのでみなさんの協力をお願いします」と言って、任務（？）を終了する。

★

午後から卵ケース作業だ。この作業は人気がない。参加するひとは5人前後だ。そのなかでリーダー的な役割を担っているのは城山さん（仮名）65歳だ。

城山さんは作業開始前後に必ず笛を鳴らす。

「ビリビリビリ————ッ。ピュル、ピュル———ッ」と、その音色は後頭部にキンキンと突き抜けていく。笛の音を聞いた他の患者さんは卵ケース用にカットされた厚紙を倉庫から引っ張り出し、組み立てやすいようにデイルームの中央に敷き詰めていく。

作業担当の患者さんは横一列に並んで城山さんの指示を待つ。

「いいですかぁ、今日も1時間で200個の卵ケースを作りますから、協力をよろしくお願いします」と、城山さんは大きい声で指示を出した。

井上さんは「200個かぁ、ちょっときついけど、褒美で煙草をもらえるからがんばるぞ」と腕まくりしながら「よいしゃ～」と自分自身に闘魂

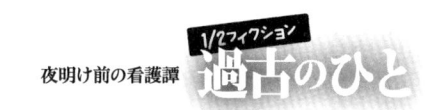

夜明け前の看護譚 1/2フィクション
過古のひと

注入する。

　すると，そばにいた石川さんが「褒美といってもタバコ1本だから割に合わないよな。せめて5本はほしいよな」と発言。

　城山さんはその発言にニヤリと笑う。そして「完全無視」。

　「ビリ，ビリ，ビリ，ビリッ――――」と，城山さんの開始の笛が鳴った。

　患者さんが一斉に作業にとりかかる。

　「クシャ，カシャ，バリ，バリ，クシャ，カシャ」と，卵ケースを組み立てていく音がリズミカルに耳元に響いてくる。

　作業半ばに清水さんが「ハァックション！」と，誰もが振り返るくらいの大きなくしゃみをして鼻水が商品にかかってしまった。すかさず，城山さんは容赦なく「これは不良品」と言ってその卵ケースを撥ねていく。

　清水さんは鼻水をズルズルさせ呼吸が苦しそうなので，担当の看護婦が「今日は具合が悪そうなので作業を中止しましょう」と，声をかける。すると清水さんは「イヤ。最後までやります。あと100個ぐらいだからがんばります」

　「無理してはだめですよ。中止したら困るんですか？」

　「中止すると煙草をもらえなくなってしまうから」

　「大丈夫。煙草はちゃんとお渡しします」

　こうしたやりとりを耳にした作業中の小池さんが「作業しなくてもタバコがもらえるの？　自分も風邪を引きたいな……」と，呟く。

　このように，ほとんどの患者さんの作業の動機はタバコほしさであったかもしれない。

　当時，タバコは最高の嗜好品であった。1日に吸えるタバコの本数は4本，各食事の後と就眠前と決められていた。作業をやるひとはもう1本余分に吸える特典があったので，患者さんによっては少々具合が悪くても作業をやろうとする。

　作業終了後，清水さんは咳をしながら配布された煙草を「うめぇな〜」と煙が出てこなくなるまで大事そうに吸っていたのが印象に残る。

★

　掃除の作業でもハプニングは起こりがちだ。毎日10名前後の小グループで周辺の草むしりや枯葉の掃除をする。作業時の服装は麦わら帽子にグレーの上着，そしてなぜか黒のニッカズボンという服装だ。どうしてそんな服装なのかと上司に質問すると，「昔からそういう服装だから」と，無愛想な返事。返す言葉が見つからない。

　作業着は年期が入っていて，汚れ方は上から黒，グレー，黄褐色とグラデーションになっている。患者さんに着替えを促すが，関心がなく知らん顔だ。

　佐々木さんが玄関口を黙々と掃除していると，歩きタバコをしていた佐久間さんが，通路にタバコのポイ捨てをした。

　「捨てないでください。掃除をしたばかりなので……」と佐々木さんが見かねて言う。

　「細かいことを言うな。また掃除をすればいいじゃないか」

　「そういう問題ではない。絶対にポイ捨てはやめてください」と詰め寄る。すると佐久間さんは「なんだぁ，やるかぁ〜！」と，眉間に皺を寄せ，佐々木さんに詰め寄った。

　2人は何も言わないまま睨みあっている。そ

1/2フィクション
過古のひと　夜明け前の看護譚

　んな2人の気まずい雰囲気に，私は佐久間さんに「タバコのポイ捨てはやめた方がいい」と伝えた。すると「通路は汚れるものだから掃除という作業が成り立っている。もし汚れなかったら掃除作業はなくなっちゃうよ」と応える。もっともらしい発言だ。それから特に問題はなく事なきを得たが，翌日，佐々木さんは清掃作業に参加していなかった。気がかりになった私が訪室してみると，部屋の隅にて胡坐をかき俯いている佐々木さんがいた。
　「昨日のタバコのポイ捨てのことで，作業に参加しないのですか」
　返事はない。
　「タバコのポイ捨ては理不尽なことですので腹立たしい気持ちはよくわかります」と，優しい口調で説明すると突然「今日からズーっと作業には参加しません」と，表情を硬くしながら応えた。それから佐々木さんは自室でひきこもることが多くなった。
　一般的に彼らは理不尽な出来事が引き金となり，さらに些細な問題の処理ができないため，自尊心を失い自己像も低下する。そのため「不安」が一気にこころに押し寄せ，被害的な言動をとりやすくなるので，日常のきめ細かな観察が大切だ。

★

　風呂の時間。
　当時，私が勤めていた病院では週に2回，80人の患者さんのうち半分の40人ずつ交互に入浴するという決まりがあった。湯船は，ボイラーの容量が小さくお湯が1時間分しか沸かない。よって，お湯が温かいうちに手っ取り早く入浴介助をすることになる。
　浴室内は家庭風呂の3倍弱の広さだが，4人入るとかなり狭く感じる。シャワーなどはない。安全に配慮した形だ。床はセメント剥き出しで冷たい。しかも喚起が悪いので，ドアの開閉時に，温まった患者さんの身体の熱気と湯気で一寸先が川霧の様相となる。
　風呂介助の当番を務める佐藤君（仮名）は22歳の元気がいい青年だ。
　「さぁ，○○さん，頭を洗うからこっちに来て」と，威勢よく声をかけながら慣れた手つきで患者さんの身体を洗っていく。一方では着替え担当の末永君（仮名）が，職員と一緒にテキパキと更衣をこなしていく。
　佐藤君が突然，上ずった大きな声を上げた。
　「かぁんごぉおふぅさぁ～ん。ふぁんこがふゅにふ～いているよぉぉぉ～」
　浴室内のため，その上ずった声に独特なエコーがかかり，聞き取りづらい。
　もう一度聞き直すと「う・ん・こが湯船に浮いている」と言う。
　「えっ，ほんとぉ。どこだ，どこ，どこ？」
　目を凝らしてみるが，湯気が邪魔してその物体を発見することができない。
　佐藤君は「ここだよ。ここ，ここ，ほらっ」と，私の手を引っ張りながら指差す。
　ジーーと目を凝らし水面をよく観察すると，何やらうす黒い物体がぼんやりと網膜に照射された。瞬間，その正体に驚愕した。
　「ウワァー，なっ・なっ・なんだ！」
　湯気の合間から黒褐色の国籍不明の潜水艦が「向かうところ敵なし」といった雰囲気を醸し出しながらゆらゆらと浮上，潜水をくり返している。

それを見た看護人の1人が「誰だ。こんな立派な潜水艦を急浮上させたのは……」と呟く。全員，応答なし。
　まずは潜水艦を上陸させ，湯を入れ替えようと思ったが，ボイラーが小さいので時間がかかる。やむを得ず戦闘力を失っている「潜水艦」のみを桶で救い，そのまま入浴を続けることにした。
　一方では着替え担当の末永君が岩田さんに新しい下着を着替えさそうとするが，岩田さんは頑として更衣を拒否し，再び汚れたパンツや下着を身に着けようとする。
　そのパンツは便でカビカビと乾燥して黄色に染まっている。肌着も同じく補修工事に用いられるコールタールのようにどす黒い。
　末永君は「風呂に入った意味がないから着替えようよ」と，優しく諭すが聴く耳持たずの状態だったので，やむを得ず看護人と2人がかりで更衣を試みた。
　「着替えましょう」「いや着替えない」。そんな攻防が始まる。その間，なんとも説明しがたい悪臭が毛穴，眼球，鼻中隔などを猛スピードで貫通していく。しかし，どんな悪臭のある下着にせよ，本人にとっては着替えたくない意味があるのだ。私は理由を訊いた。
　「着替えるのはどうしてもだめですか」
　「……」
　そっぽを向く。
　「着替えない意味がありますか」
　完全無視。
　最後まで岩田さんは更衣しなかった。そして執拗な私たちの働きを避けるようにして全裸のまま自室まで戻り，ロッカーの中に溜め込んでいた古ぼけた肌着とパンツを着用する。これ以上，無理に更衣を勧めると他者に対する被害的意識が強くなり，入浴そのものを拒否する形になるかもしれないので様子観察とした。
　しばらく介助を続けていると，洗い場で根本さん（仮名）70歳がシャンプーを大量に身体にかけているのを発見。シャンプー2本を丸ごと全身にふりかけているではないか。
　そのぬるぬるした身体に電球が反射して異様な光りを放つ。まるでスポットライトに照らし出されたボディビルダーの筋肉ショーのようだ。そのシャンプーは徐々に身体から滴り落ちセメント床の表面を濡らしていく。
　看護人の1人が足をとられ転ぶ。
　「危ないのでシャンプーではなくて石鹸を使ってください」と私が注意すると，「身体を洗うには泡立ちのいいシャンプーに限る」と，根本さんは応える。
　考えてみれば石鹸もシャンプーも汚れを落とすことが目的だ。しかし一般的にシャンプーは頭，石鹸は身体と使い分けるのが常識だと思うが，根本さんにはシャンプーで身体を洗うことが常識だったのだ。

★

　日が暮れてくるころ，締めくくりの作業は家畜（豚）のお世話だ。
　その世話を一手に担っていたのが，高橋さん仮名（70歳）だ。高橋さんは他の患者さん数名と「トンチーム」という世話チームを結成していた。そのチームの主な役割は，食後の残飯をポリバケツに入れてリヤカーで養豚場まで交互に運んでいくことであった。
　高橋さんは「さぁ，今日もトンちゃんがさぞ

かし喜ぶぞ」と，残飯を集めながら意気揚々とリヤカーを引く。そのリヤカーが養豚場に近づくに連れて，10頭近くの豚が雄叫びをあげる。

高橋さんは「白ちゃん，花ちゃん，杉ちゃん，松ちゃん，向日葵ちゃん」など，一頭ずつ名前をつけて呼ぶ。

「豚は自分が呼ばれているのを理解しているんですか？」と，私は思わず質問する。

「それは野暮な質問だよ。理解してくれるからこそ名前で呼ぶんだ。トンちゃんは毎日ご飯を運んでくれる私に対して恩義は必ず感じている。常に豚は私に感謝している筈だ。欲深い人間様とは違うんだよ」と，自慢げに豚の気持ちを代弁する。

豚たちは食事中も，リズミカルな鳴き声を発している。その鳴き声は薄暗くなった大空に吸い込まれていく。高橋さんは事あるごとに名前を呼ぶ。

「さぁ，トン子ちゃん，花ちゃん，杉ちゃん。ハァーイ美味しいかな？」

そうすると1匹1匹が，高橋さんに擦り寄ってくるから不思議だ。豚の顔は，鼻の穴を天高く空に突き上げて笑っている福笑いの写真のようだ。

ご飯が終わると高橋さんは静かに声をかける。

「大好きなみ・ん・な・最愛なる子どもたちよ。今日も美味しく食べてくれてありがとう。6か月後には悲しいけど私たちが美味しく食べてあげるからね。それがお互いに生きていくことのできる生命システムだ。また，明日美味しいご飯を運んでくるから楽しみにしていてください。おやすみなさい」と静かに語りかける。

そして最後に若い私に対してこんなことを言った。「豚はわかっていないように見えても，人間様の気持ちは百も承知だ。だからこそ失礼のないように愛情深く育てるんだ。そうすると相手も期待に応え，すくすく大きく育って美味しく人間様に自分を食べてもらうように肥る努力をするんだ。ひとを裏切ったり，騙したりする動物は残念だが，それは人間様だけかもしれないな。われわれは他の『命』をいただいて，自分の『命』をつないでいるということを絶対に忘れちゃいけないよ」

淡々と自分なりの哲学を展開する。その高橋さんの顔は宗教者というか仙人のようだ。高橋さんは70歳で身寄りもいない単身者だ。

私は高橋さんの有難いお言葉に思わず合唱した。

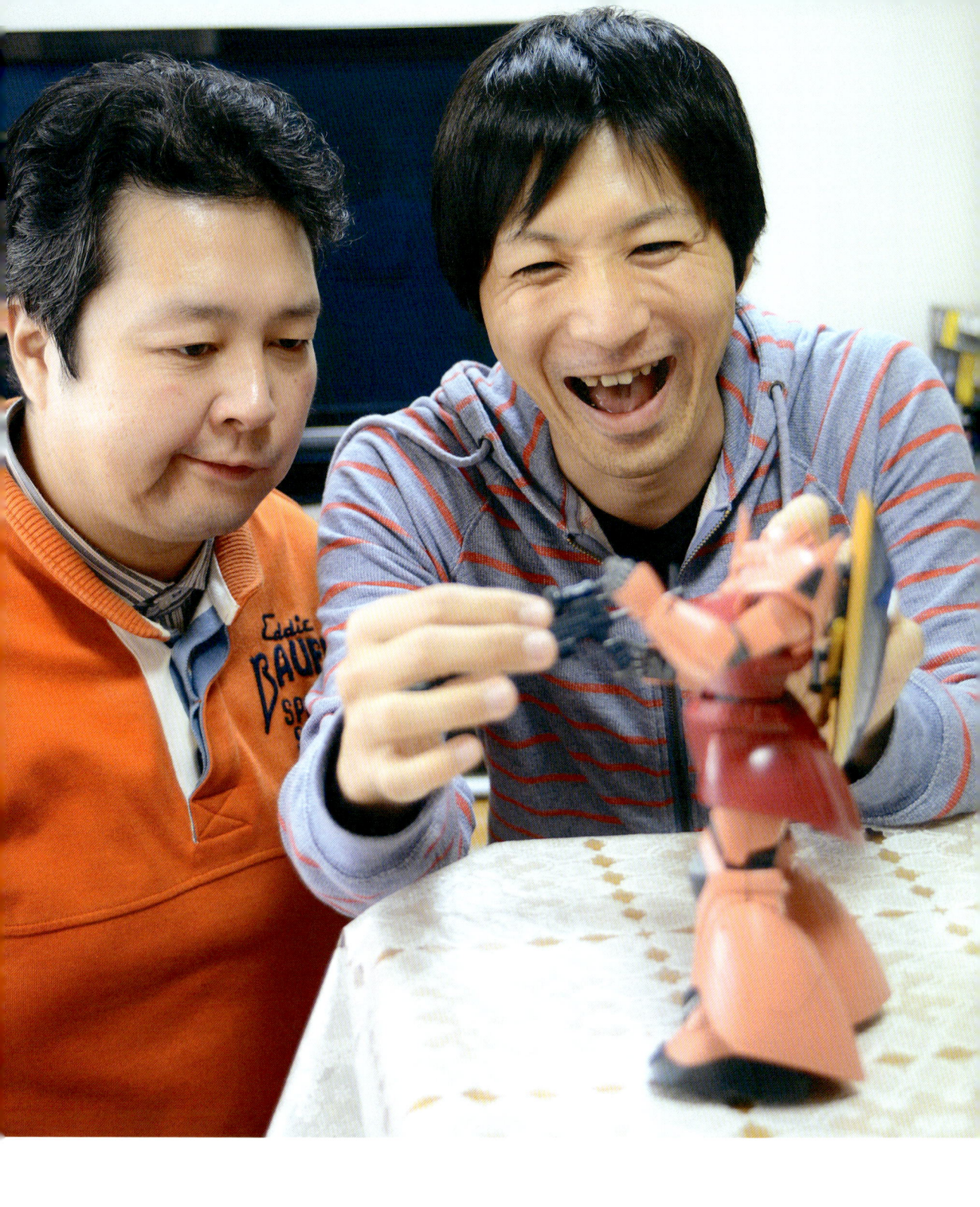

おおいしクリニック
<京都府京都市>
撮影：大西暢夫

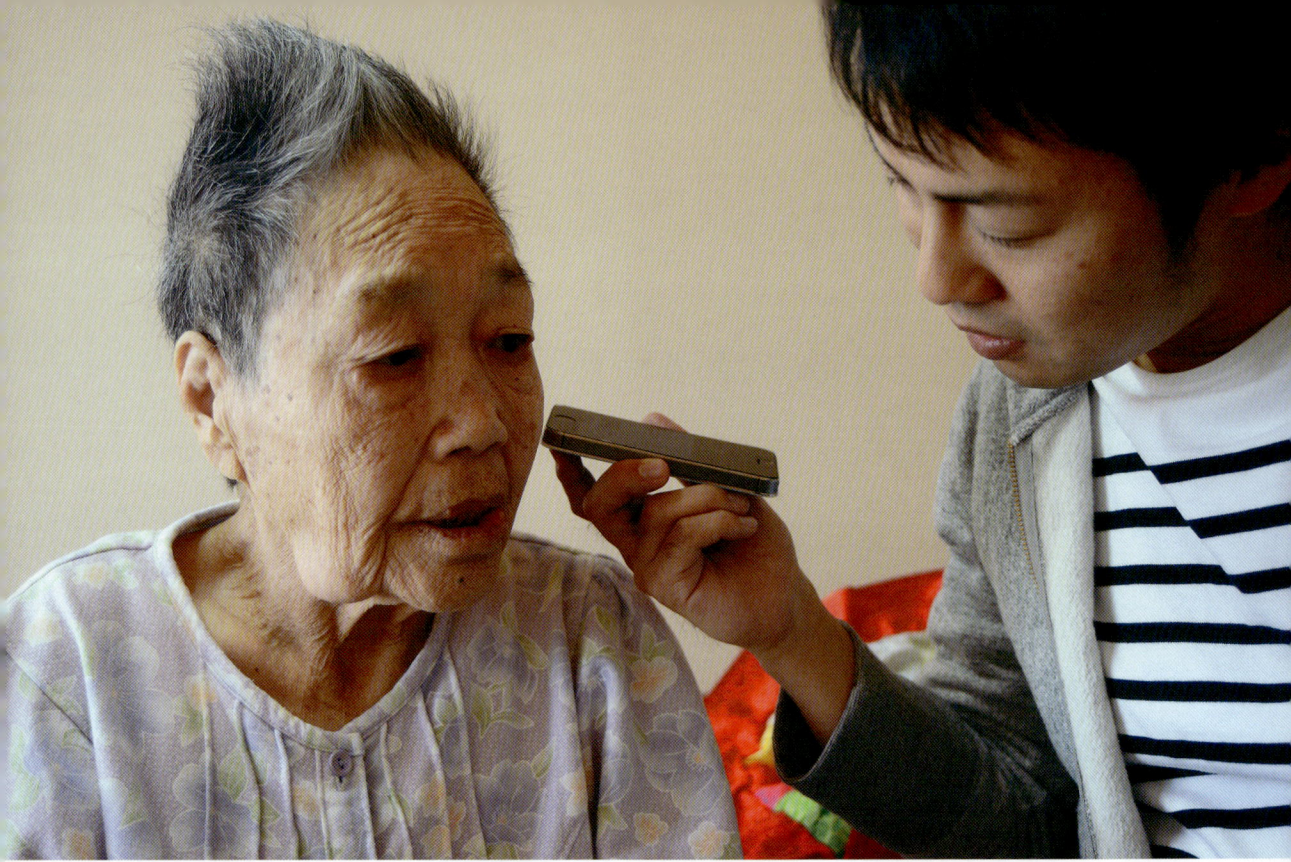

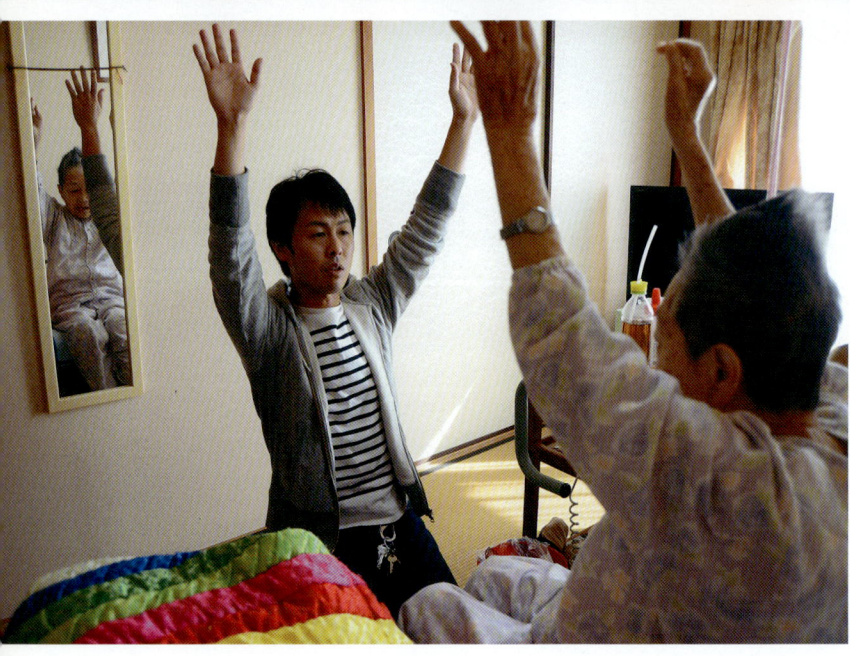

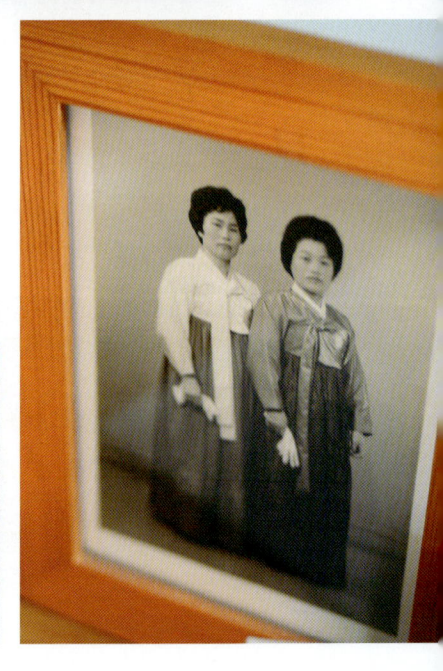

「森さん，逆さまに落ちたんやろ。知ってるわ！」。

在宅支援診療所おおいしクリニックに勤務する作業療法士の森志勇士さんは数か月前，訪問途中に事故に遭い，入院を余儀なくされていた。事故後初めて顔を合わせた利用者からかけられた最初の言葉が，これである。

「『逆さまに落ちた』。……まあ，そんなようなものです。自分のこと覚えていてくれたんですね。事故のこと，よう知ってましたね」と森さん。「知ってるわ。もうええんか？」「おかげさまで，だいぶよくなりました。」「そうか。気いつけんとなぁ」。

利用者は御歳88歳。在日韓国人の第一世代だ。東九条にある東松ノ木団地に住み，訪問看護や訪問リハビリなどを受け入れている。また『NPO法人東九条まちづくりサポートセンターまめもやし』が同団地の管理・生活支援業務をしており，食事を配達してもらっている。

森さんは言う。「訪問しはじめたころ

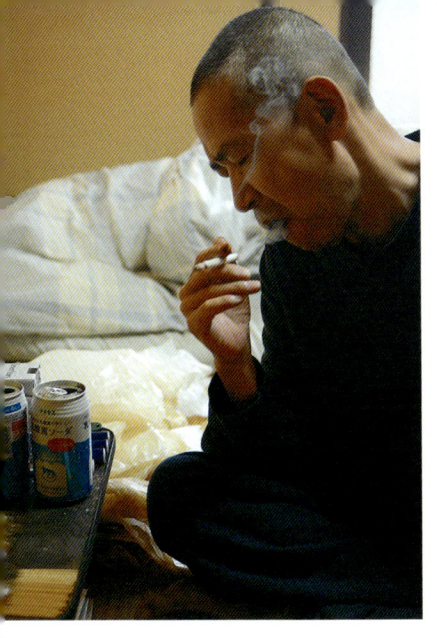

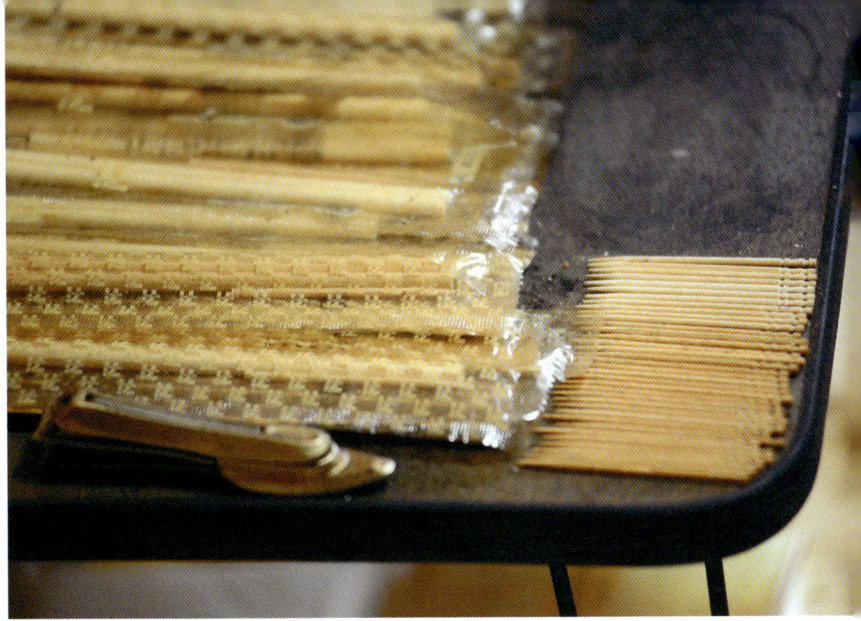

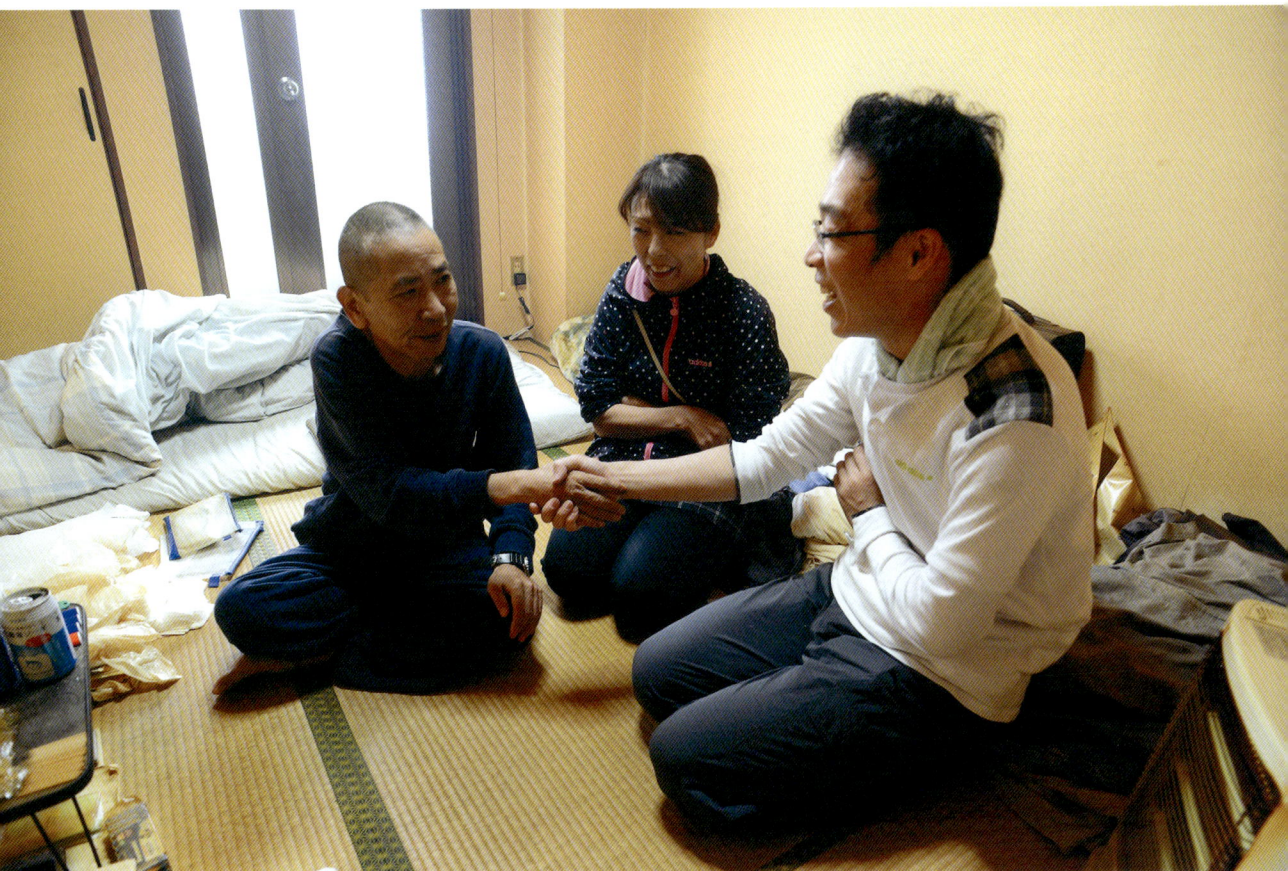

には，この利用者さんとは距離がありました。私が利用者さんに対して少し構え過ぎていたんでしょうね。韓国語を教えてもらうことが，相手の懐に飛び込むようなかかわりとなったと思います。このかかわりを通して，失礼にならない程度に『気安く』接することができるようになっていきました。この前，『おじゃまします』と言って玄関にあがったら『違うでしょう！ アンニョンハセヨ，でしょう！』と叱られてしまいました」。

森さんは「アリラン」を流したiphoneを利用者の耳元に近づける。利用者がメロディを口ずさみはじめると，森さんは静かに歌声を重ねた。

ハプニングを楽しむ

訪問チーム『JOY & Surprise ＝ JOYS（ジョイズ）』による24時間365日体制での訪問を主な活動としているおおいしクリニックは2010（平成22）年に開院した。美喜和会オレンジホスピタルなどで医師をしていた大石豊さんを中心に，かねてからのチームメン

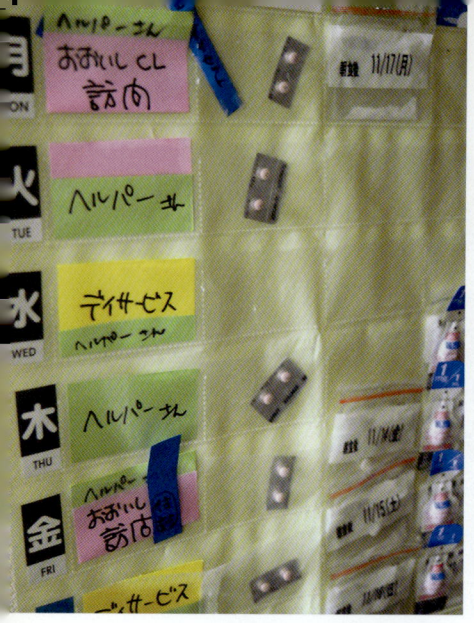

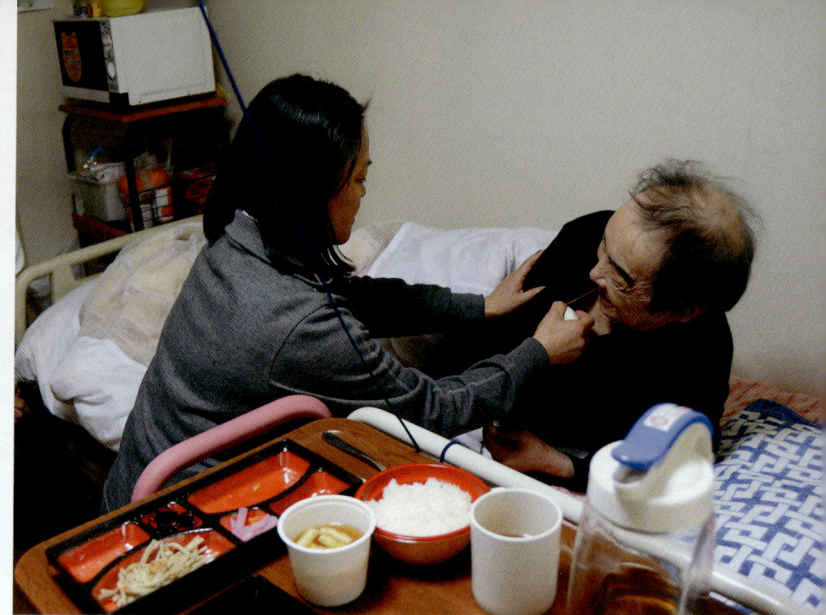

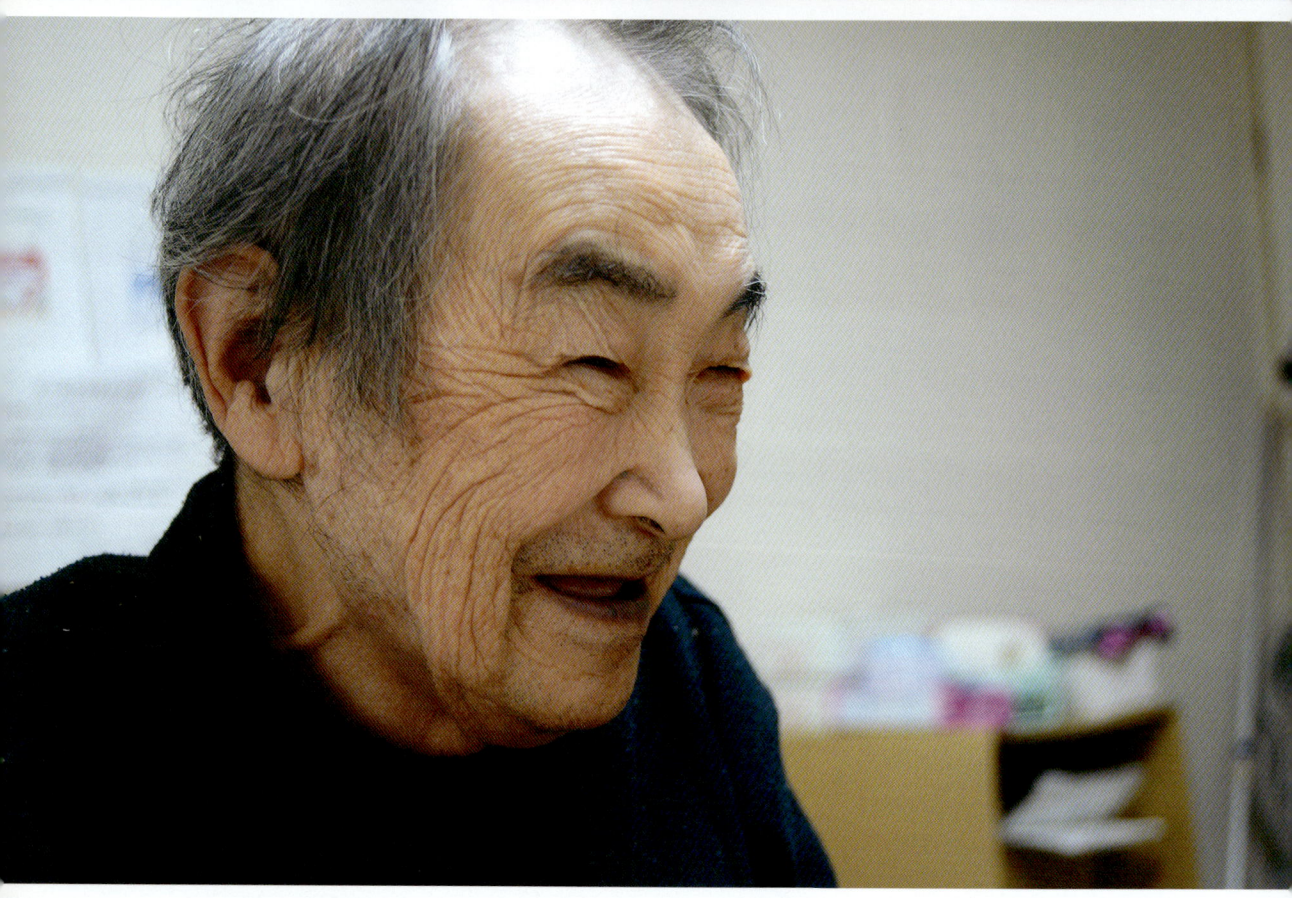

バーであった看護師の高橋由賀里さん，精神保健福祉士の後藤千隼さんと，退職した精神保健福祉士が最初期のメンバーであった。その後，精神保健福祉士の常塚さやかさん，前述の森さん，看護師の藤村町子さん，そして園環樹さんが加わり，いまの基本メンバーとなった（園さんは調査・研究・広報などを行う『チーム顧問』としてかかわっている）。この他，非常勤のスタッフとみなから「お母さん」と呼ばれている金井紀和子さんが在籍している。

大石さんは言う。「私は『ライブ的』と表現していますが，在宅医療では本当にさまざまな出来事に遭遇するのです。病院の中の医療ではそうはいかず，むしろそうした突発的な出来事が起こらないようなリスク管理の体制で全体が動いていきます。しかし，私自身はそうしたハプニングは大歓迎だと思っていて，むしろそこに在宅医療の面白みを感じています。スタッフにもできる限り自分たちの裁量の範囲で自由に判

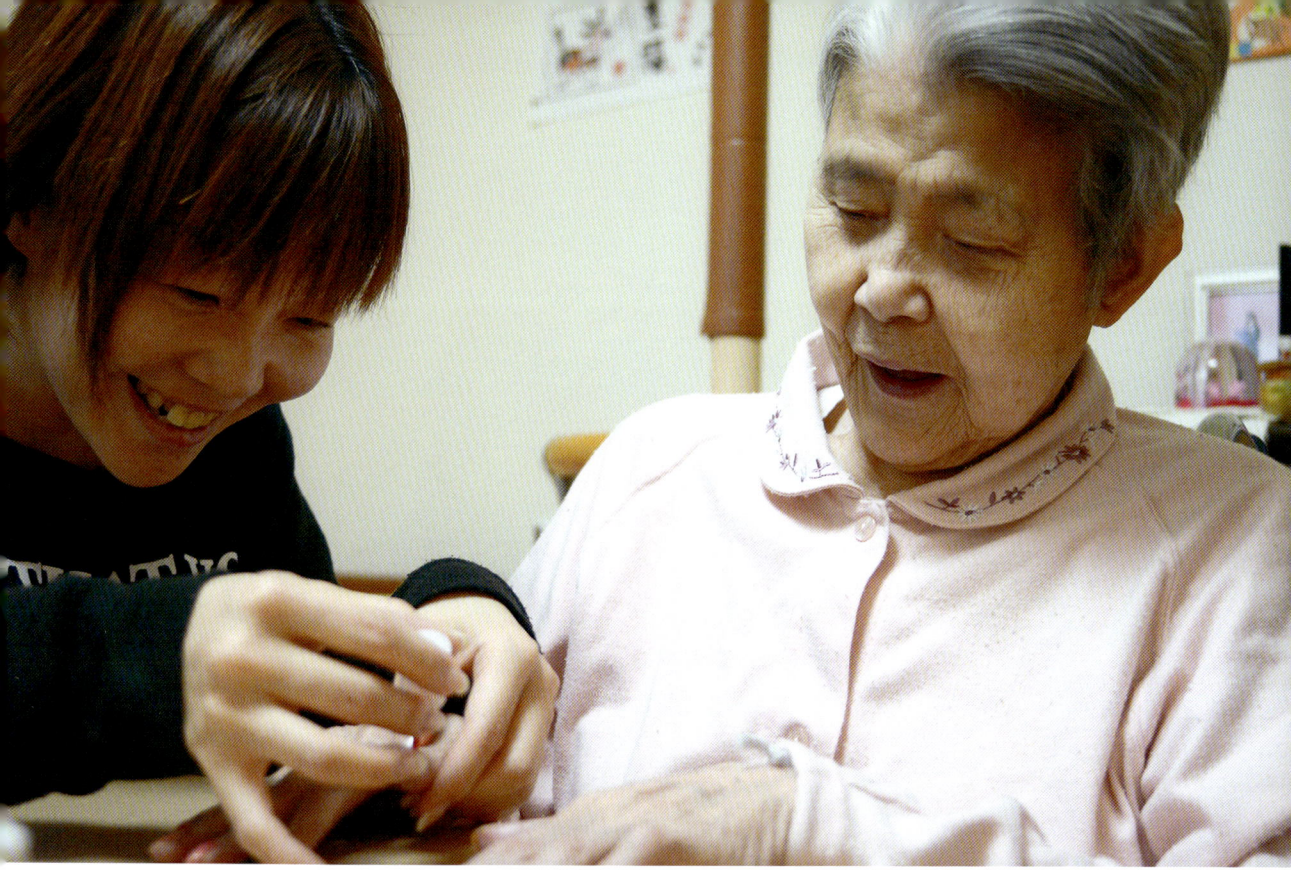

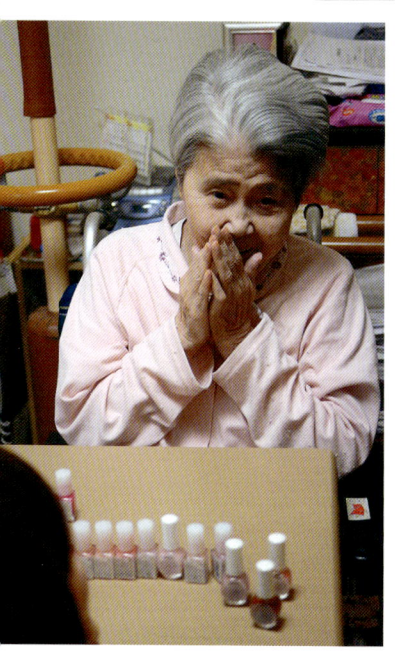

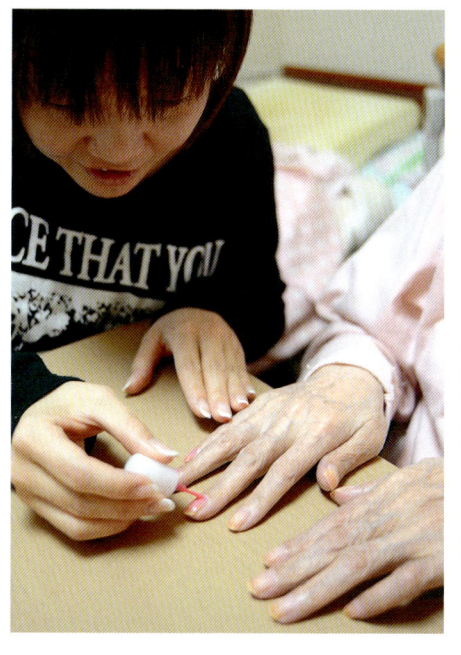

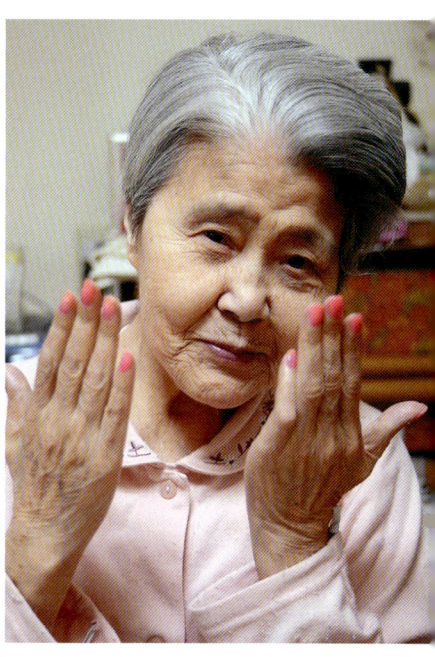

断し行動してもらっています。ただ，もちろんそうした自由さは責任という裏打ちがあってこそ可能なわけで，朝晩のミーティングを通じたリアルタイムでの情報共有は欠かせません」。

　このミーティングが，JOYSの1つの特徴かもしれない。スタッフそれぞれが訪問時の利用者さんの状況を報告するのだが，その視点が実に細やかで，語られるエピソードにはスタッフの新鮮な驚きや喜びが込められている。地域生活においては，利用者の生活状況の刻々とした変化がごく自然なあり方なのか，スタッフの利用者の生活への関心の向け方が「鋭い」のかは判然としないが，傍らで聞いていて，こちらまで顔がほころんでくるミーティングは，そうない。まさに，チーム名であるJOY & Surprise（喜びと驚き）を体現しているのだ。

　再び大石さん。「正直なところ，自分たちの行っている訪問活動が利用者さんのよい変化につながっているか，そこはわかりません。もっと言えば薬の

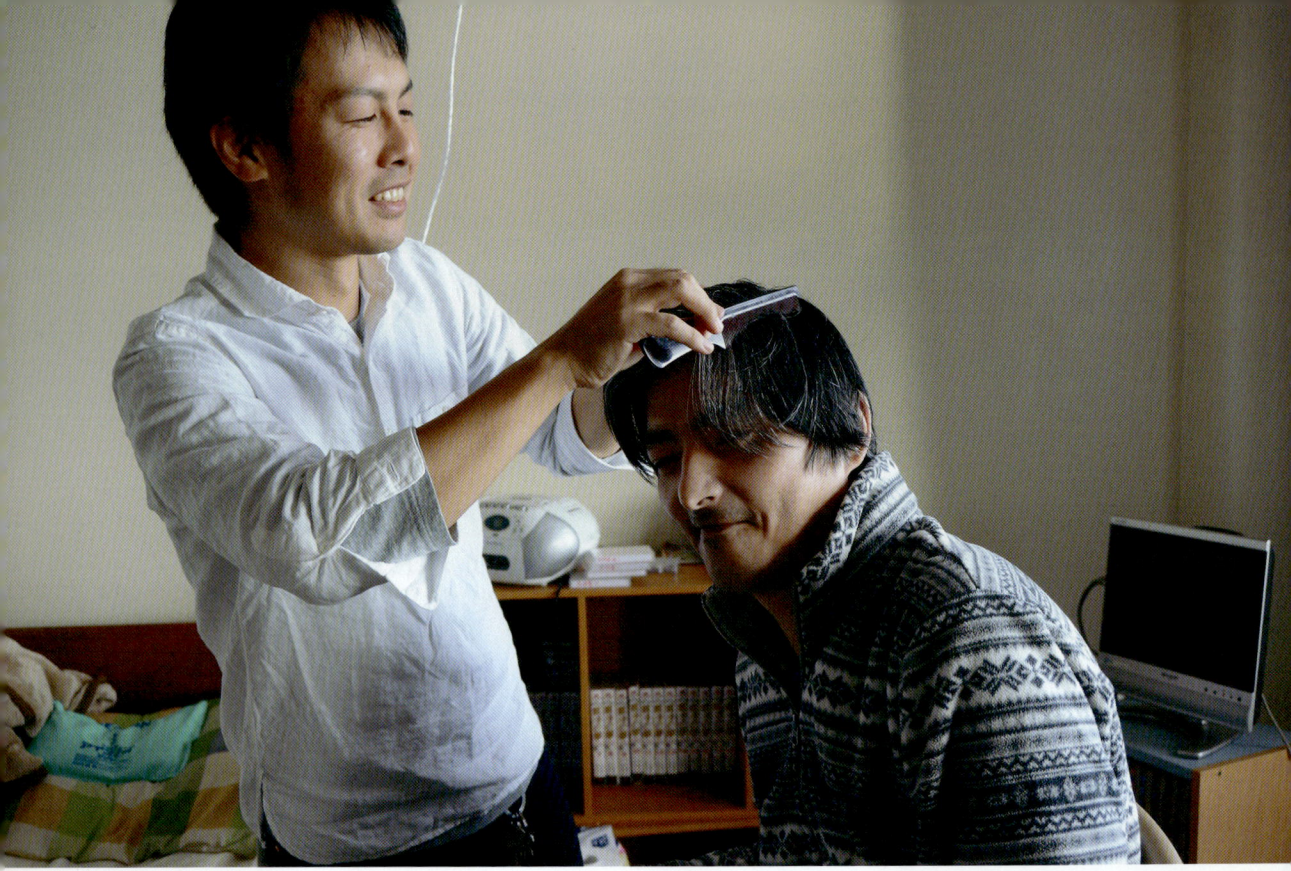

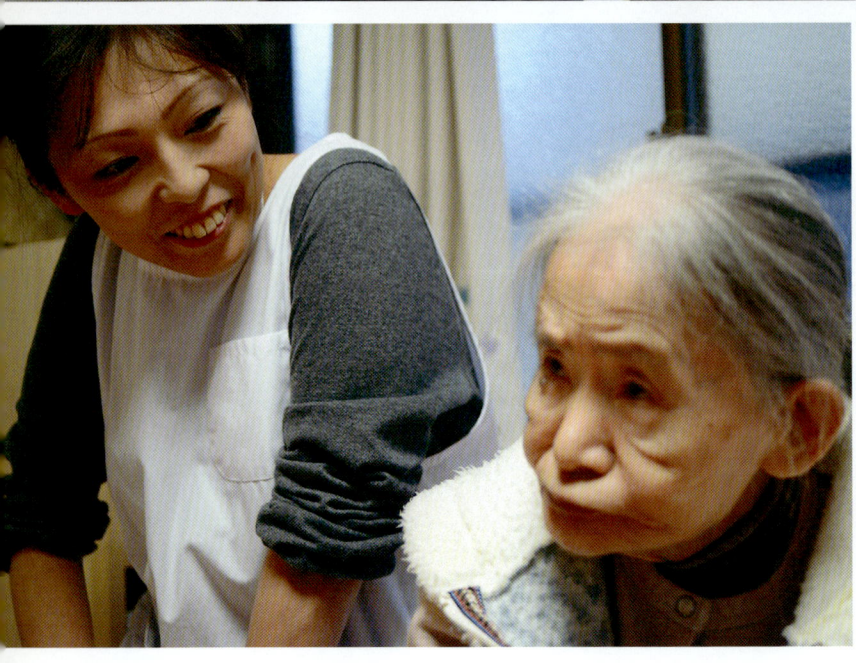

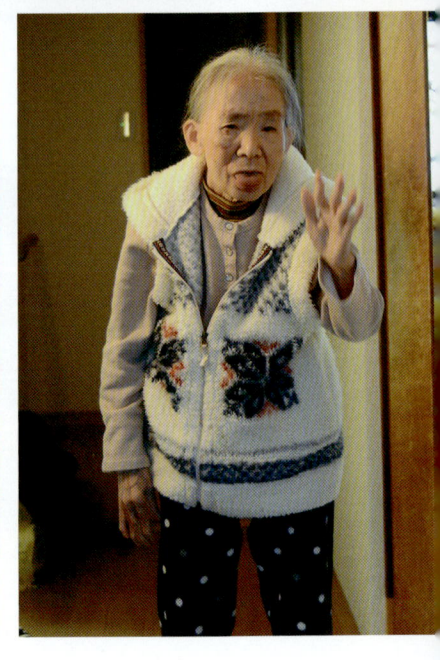

効果にしたってそうです。ただ訪問先でスタッフと利用者さんが、1回1回の訪問で同じ空気を吸って時間を共有していく——私は『時間を味方につける』と言っていますが——ことで、もたらされる何かはあると確かに考えています。これは科学的根拠というところを超えた、いわば経験的・直観的な実感です」。

おおいしクリニックの最初期のメンバーである看護師の高橋さんの在宅医療との最初の接点は、総合病院の精神科外来での勤務であった。「外来で患者さんを看ているなかで、『患者さんの生活で見えている部分はわずかでしかない』と思うようになりました。それで医師の指示のもと、実際に患者さんの家に訪問してみると、ご本人やご家族にはどのような支援が必要かということが、具体的に見えてきたのです。ただすぐには具体的な支援の方法が見つかるわけではないのですが、一緒に悩むという時間を積み重ねていくことで、ご本人やご家族との関係が深まっていき、展望が見えてきますから、看護と

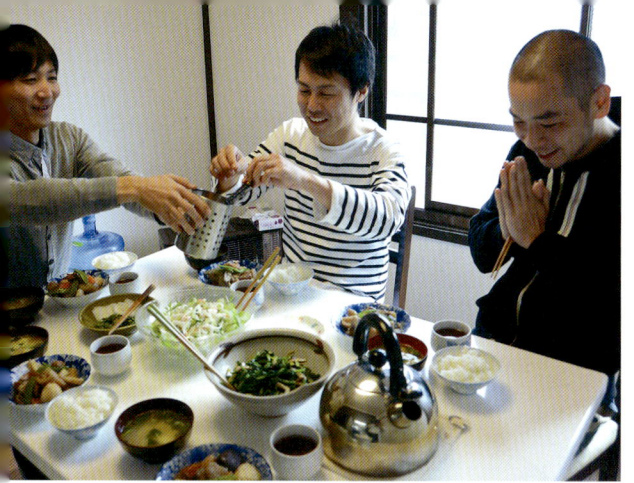

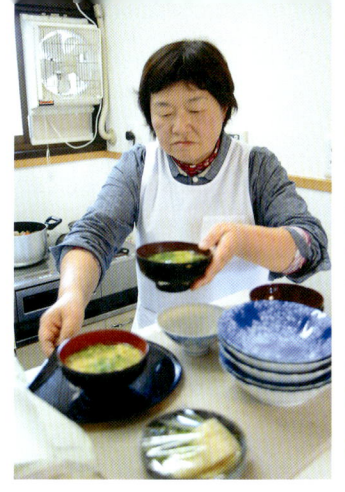

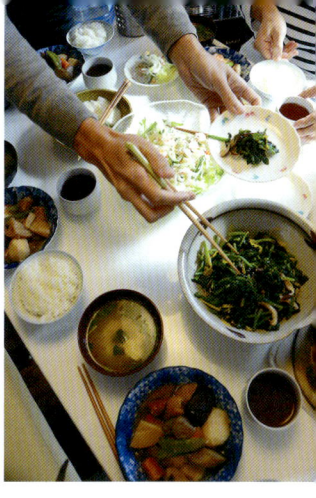

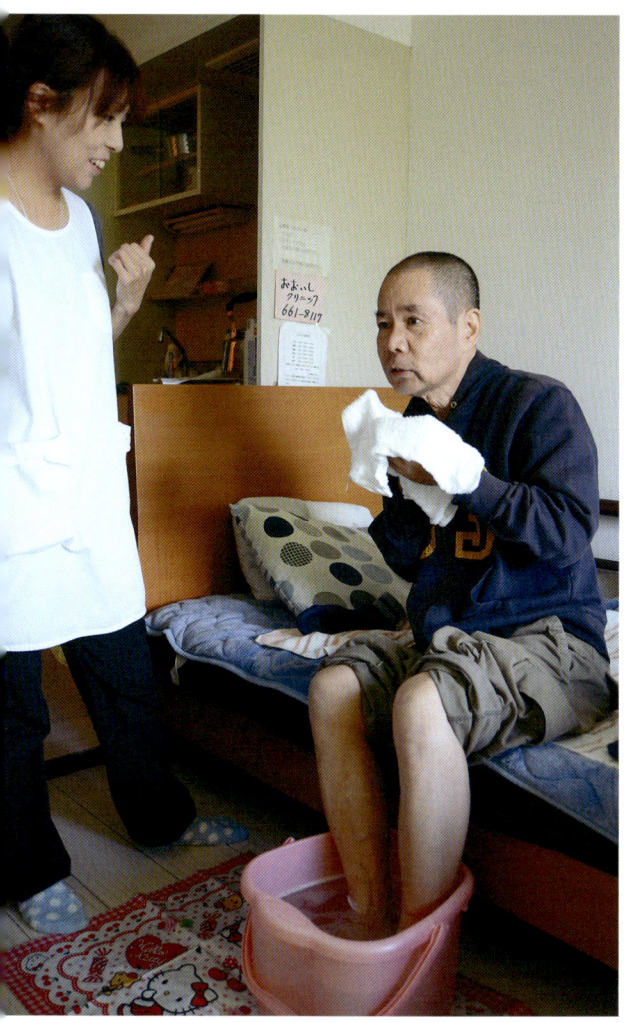

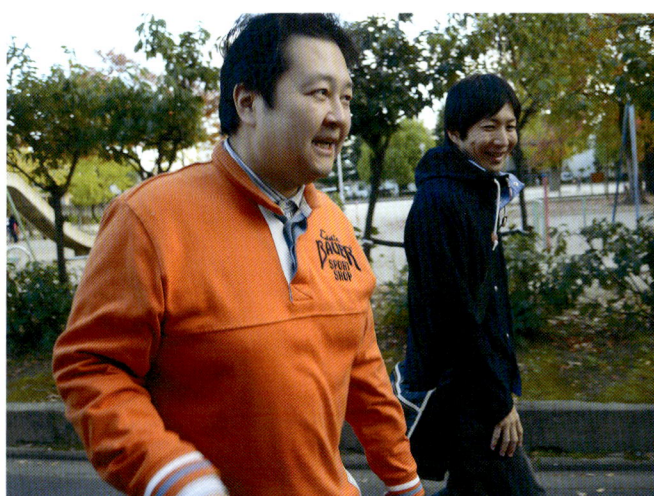

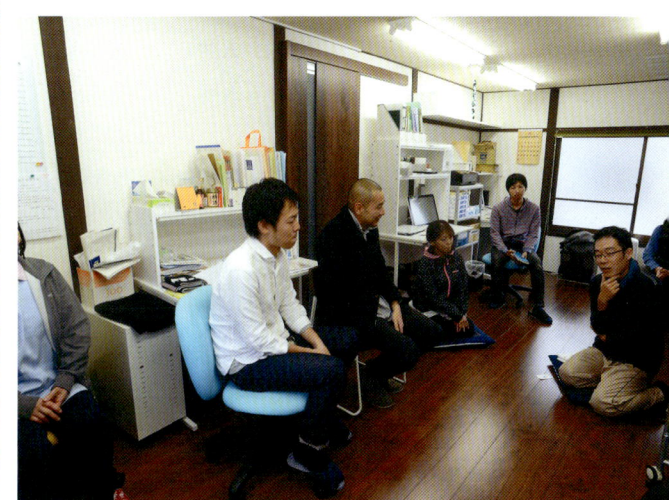

してのやりがいも出てきます」。

ただ，精神科病院の機能もいまだ重要だと高橋さんは言う。「地域で利用者さんを完全にサポートするには，まだ看護師の数は不十分です。ですから急性期症状が現れたときには入院での治療が必要になるときがあります。ですから，緊急時にはうまく病院を活用していきながら，地域では多職種のチームで利用者を支えていくという形が，いまのところは最適な支援の方法なのではないかと考えています。それに公的・民間のさまざまな職種が利用者さんにかかわることで，当の利用者さんだけではなく，私たち支援者も支えられ，力をもらえているのです」。

おおいしクリニックは現在，『訪問看護ステーション開く』の開設準備中だ。「開く」というネーミングはクリニックの住所である「開ヶ町」に由来する。精神医療が病院内医療から地域医療へとより強力に転換するこの時代において，「開く」という言葉が象徴的に意味するものは，限りなく大きい。

「院長」に訊く

自分たちのやり方で困難を抱える人を地域で支える

在宅支援診療所おおいしクリニック 院長
大石 豊さん

　立命館大学の理工学部を卒業後, 大学院に進もうとしたのですが, それは叶いませんでした。教員免許は取得していましたので, 高校の非常勤講師をすることにしました。それも3年くらいで辞めてしまって, ガソリンスタンドなどでアルバイトをしながら, 昔から好きだった機械イジリをして過ごすというような生活をしていました。

　医学の道に進んだのは29歳のときです。もともと理工学系の人間だったので人の体の仕組みに興味があったのですが, 同時に, とらえどころのない人間の意識の問題や生 (なま) の感覚—クオリアがどこから生まれるのかなどに関心が向きました。視覚を通じてそうしたアプローチをする研究が行われていることもあり, 最初は眼科をめざしましたが, 精神科に縁ができて, 医療法人稲門会いわくら病院に就職することになりました。

　当時からいわくら病院は開放医療を旨とする病院でした。しかし多くの精神科病院と同様, 何十年と入院している患者さんもおられました。こうした患者さんに地域移行していただこうと, スタッフや家族と対話を続けていましたが, 1人の医師の力の限界を感じはじめ, 行きづまってきたわけです。やがて退職することとなりました。

　次の病院では時間の余裕ができたので, 以前からお名前だけは存じ上げていたけれど, 活動についてあまり知らなかった, たかぎクリニック (高木俊介院長：ACT-Kの取り組みで著名) に月2回非常勤に行くことになりました。

　自分が病院で診てきた患者さんと比べても重症の人が, 地域で生活を維持できているという事実には驚かされました。またそこで行われているチームアプローチも新鮮でした。何よりも興味深かったのは, ミーティングの場面です。病院での医療の場合にはとかく「問題点」を明確にするような話しあいが主ですが, そこでは「今日, 利用者さんのところでこんなに面白いことがあった!」というような, 「笑い」があるやり方でした。ここが大事だ, そう思いましたね。その後に勤めた医療法人美喜和会オレンジホスピタルで理解者を増やし, 自分たちなりにチームアプローチを深めていき, 「自分たちのやりかたで困難を抱える人を地域で支えることができる」という手応えを感じるようになりました。そして, オレンジホスピタルで一緒に働いていたスタッフを誘い, 2010 (平成22) 年にいまの在宅支援診療所おおいしクリニックを開設するに至るわけです。

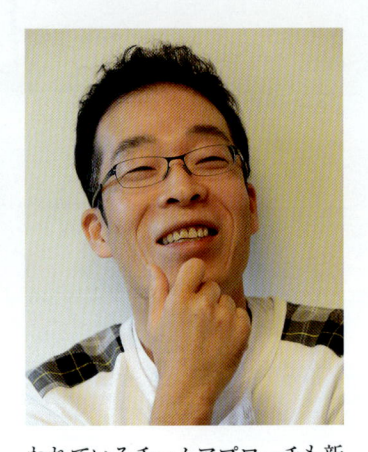

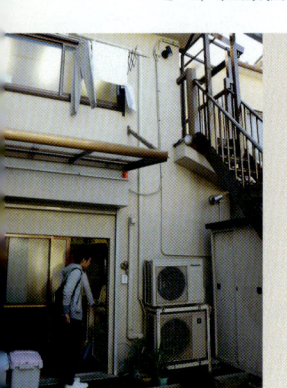

在宅支援診療所おおいしクリニック

〒601-8439　京都府京都市南区西九条開ヶ町202-1
TEL:075-661-8117　FAX:075-661-8117

- ●職員：精神保健福祉士, 作業療法士, 看護師, アシスタント, 医師らで構成
- ●拠点と対象地域
  京都駅から徒歩約15分, 近鉄東寺駅からは約5分。東寺さんをちょっと下ったところ。対象地域は自動車で30分の範囲。主に京都市南部地域を訪問。桂川より東, 鴨川より西, 五条通りより南, 名神高速より北が目安 (この範囲外でも訪問可能な場合があり, 要相談)

＊在宅支援診療所おおいしクリニックは2015年1月に『訪問看護ステーション開く』の開設を予定している。

地域で生活する精神障がい者の リカバリーに関する要因分析

就労継続支援B型事業所における参与観察を通して

研・究・報・告

大崎瑞恵 おおさき みずえ 高知大学医学部看護学科 4年生（高知県南国市）

大西アリナ おおにし ありな 同4年生

大井美紀 おおい みき 同准教授

はじめに

わが国では，2003（平成15）年から社会的入院といわれる約72,000人の精神障がい者への社会復帰促進事業が進められている。さらに，精神保健福祉施策の改革ビジョンにおいても，「入院医療中心から地域生活中心へ」と改革を進めるため，精神障がい者の退院や地域での定着をサポートする地域移行・定着支援のための受け皿整備の取り組みが進んでいる[1]。

こうした社会的背景のもと，精神障がい者のリハビリテーション分野では，支援の目標として，従来の病院や施設で行われてきたADLの向上から，地域生活におけるQOL（生活・人生の質）を高めることへと転換がなされてきている[2)3)]。また欧米ではすでに「障害を抱えながらも希望や満足に満ちた人生を送るための新しい目的と意味を創り出すプロセス」として「リカバリー」という概念が広がっており，リカバリーを測定する尺度の開発も多い。日本においても近年，リカバリーにもとづく支援プログラムが導入されつつある[4]。

筆者ら（大崎・大西）は，医療・福祉・看護学領域における，リカバリー研究の動向を概観するために，「地域」「精神」「リカバリー」をキーワードに，CiiNi Articlesにおいて過去10年間（2004-2014年）の文献検索を行った。その結果，36件の文献（海外文献4件，日本文献32件）を得た。研究領域の内訳は，社会福祉分野がもっとも多くを占め14件，次いで医学分野9件，リハビリテーション分野5件であった。看護分野はもっとも少なく4件となっており，精神障がい者のリカバリー支援に関する看護研究の知見は極めて少ない。さらに，先行研究や精神看護学実習の体験から，精神障がい者のリカバリーには，個々人のアイデンティティや自尊感情などが関与しているとの示唆を得た。

今日の精神看護では，入院時から退院後の生活を見据えた看護計画の実施や，地域の社会資源を活用した退院調整能力が求められている。したがって，看護職も，リカバリーの概念やリカバリー過程の実際を理解する必要がある。そのなかで筆者らは，リカバリーは，地域で生活する精神障がい者らが働く場（社会的相互作用の場）においてより多く見出すことができるのではないかと考えた。

そこで本研究では，就労継続支援B型事業所（以下，B型事業所）を利用しながら地域生活を送る精神障がい者のリカバリーを分析し，

研・究・報・告

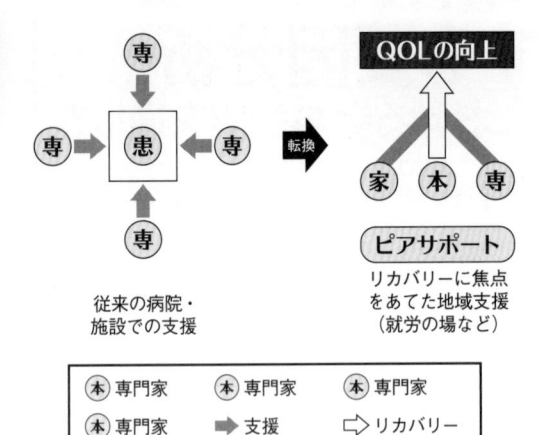

図1 伝統的医療モデルからリカバリー支援への転換における概念図（暫定）
※引用・参考文献5)をもとに筆者らが作成。

その構成要因を抽出するとともに、促進・阻害要因に分類する。さらに、それらを踏まえて、B型事業所などを利用しながら地域で生活する精神障がい者のリカバリーに必要な看護職の役割・機能について提言することを目的とする。

■ 対象と方法

1) 研究デザイン
質的帰納的研究。

2) 用語の定義
リカバリー：本研究では、Raginsの定義を用いる。すなわち、リカバリーとは、疾患（の治癒・寛解）ではなく、人生・生活に焦点を置くものであり、尊厳と希望の回復、利用者が設定した目標に向け地域生活を具体化していくプロセスであり、そこには希望・エンパワメント・自己責任・社会的役割の獲得の4つの段階がある5)。

3) 暫定的な概念枠組み
筆者らは、文献や先行研究を参考にしながら「伝統的医療モデルからリカバリー支援への転換」を図式化した（図1）。その概要は、以下のとおりである。

(1) 従来の伝統的医療モデルでは、主に医療機関や施設において専門家主導（医師・看護師など）のもと、病状管理が優先され、患者に高いストレスの負荷がかかることは極力避けられる傾向にあった。

(2) その後、支援目標は、リカバリーに焦点をあてたものへと転換された。そこでは、当事者と専門家は協働関係にあり、当事者主体で支援目標を設定し、当事者の成長を専門家や家族、ピアサポートなどで支え、精神障がい者の地域での生活・人生の質（QOL）の向上をめざす。

(3) 精神障がい者のリカバリーには促進・阻害要因が内包されており、両者を見極めた看護が必要である。

4) 研究対象者
K県に所在するB型事業所3か所に通所している精神障がい者を対象とした。

5) データ収集期間
参与観察期間は2014年7月11日、7月18日。インタビューは2014年8月14日、8月15日に行った。

地域で生活する精神障がい者のリカバリーに関する要因分析

6）データ収集方法

（1）参与観察

筆者は，作業現場に参加し，働いている対象者らの状況を観察しフィールドノートに記録した。

（2）インタビュー

筆者ら（大崎・大西）は，ミーティングに参加し，自由な話しあいが行われている状況を観察し，フィールドノートに記録した。参加者のくり返される言葉や沈黙，表情などにも着目し，フィールドノートに記述した。なお，家族や仲間，専門職との相互交流のなかで生じる新たな物語の創出にも注目した。上記について，参加者からの了解を得て，その様子を録音し，逐語録を作成した。テーマの一部として，働いているうちに変化したこと（やりがい・満足度・生活習慣・意欲など）を含めた。

7）データ分析方法

参与観察およびインタビューによるデータ収集を行い，同時に，帰納的に分析を行った。
（1）逐語録およびフィールドノートから，リカバリーに関する要因と思われる発語を文脈にそって抽出しコード化した。データのなかから頻繁に現れる言葉，現象などにも注目しコード化した（なお，コードは，参与観察により得られたコードとインタビューにより得られたコードを分けて表記した）。
（2）明らかに類似，もしくは適合すると思われるものをコーティングし，カテゴリー化した。そして，コードをリカバリーの促進・阻害要因に分類した。

（3）必要に応じて図式化や表にまとめた。

8）信頼性・妥当性の確保

（1）参与観察の技術を高めるために，本調査前に指導教員の助言を受けて方法などを学習した（当事者の生きられた経験を理解するために，精神看護学で用いられるストレングスモデルなどを学び，参与観察に臨むみずからの基本的態度やコミュニケーション能力を高めるように努めた）。
（2）分析の段階で，質的研究の経験をもつ指導教員にスーパーバイズを受け，検討・修正を行った。

倫理的配慮

（1）本研究は，高知大学医学部倫理委員会による研究計画書の査読の結果，臨床研究などの倫理指針に該当しないため，付議の必要を認めないと判断された。
（2）研究参加者および各施設長に対して研究の主旨と方法，プライバシーと匿名性の確保，途中で中止できること，そのために不利益を被らないこと，結果を卒業論文集，その他関連学会で発表することなどを，文書および口頭で説明して同意を得た。
（3）各種調査データは記号やコードによって匿名化して分析し，研究中のデータは，高知大学医学部看護学科棟内にて施錠管理した。研究終了後に関係資料は，シュレッダーで処分した。

研・究・報・告

表1　インタビュー対象者

	疾患	年齢	性別	通所期間
施設A 施設B	統合失調症	20代	女	16か月
	統合失調症	30代	男	7か月
	統合失調症	50代	男	10年以上
	高機能広汎性発達障害	20代	男	8か月
	高次脳機能障害・うつ病	40代	男	28か月

結果

1）インタビュー対象者および参与観察実施施設の概要

(1) 参与観察実施状況の概要

施設A～Cにおいて，食品製造や販売などの作業に従事している利用者（1施設10～20名程度）とともに作業に参加し，観察を行った。述べ2日間かけて実施した。

(2) インタビュー対象者

インタビュー対象者の詳細については表1にまとめた。

2）B型事業所を利用する精神障がい者のリカバリーの構成要因と促進・阻害要因

(1) リカバリーの構成要因

B型事業所を利用しながら地域生活を送る精神障がい者のリカバリーを分析した結果，141のコード，51のサブカテゴリー，7のカテゴリーに分類できた。

文中で示した【　】はカテゴリー，〈　〉はサブカテゴリー，［　］はコードを表す（表2，図2）。

(2) リカバリーの促進要因

リカバリーの構成要因のなかには，促進要因と阻害要因が内包されていた。リカバリーを促進する要因として，主に次のものがみられた。

【希望】として，〈現状を評価し，みずから成長のための課題を設定する〉や，〈共同体のために貢献したいという希望をもつ〉といったものから，さらに発展して［ここで規則正しい生活習慣を身に着けて一人暮らしをしたい］といった，〈馴染んだ環境から飛び出す勇気をもつ〉へと変化がみられた。

【仕事による影響】として，［ただ従うだけではだめだとわかった］など〈主体性を取り戻す〉や，［障害を理由にしたらいかん。責任をもつ必要がある］といった〈仕事上の役割に対する責任感〉，［ワーカーの力は大きいけど，僕でもできると思わんではない］といった〈自信を取り戻す〉などがあった。

【本人がとらえている自分】として，［なかなか家から出られなかった］など〈過去の負の体験を語ることができる〉や，〈自分の特技・才能をわかっている〉など自身の強みへの気づき，さらに〈趣味や特技を活かした主体的な社会参加〉ができる自分であると，とらえていた。

【ピアサポートの存在】として，［みんながしっかりしているので安心して働ける］などの〈安心して仕事ができる仲間の存在〉や，［団結してカフェという組織を運営している］といった〈仕事仲間との共同体感覚〉が多く語られていた。また，〈仕事仲間の力を認め，本人に伝える〉など，お互いに承認し伝える関係がみられた。また，〈仕事仲間から人付きあいの方法

地域で生活する精神障がい者のリカバリーに関する要因分析

表2　B型事業所を利用する精神障がい者のリカバリーの構成要因

カテゴリー	サブカテゴリー
希望（8）	共同体のために貢献したいという希望をもつ（1）
	現状を評価し、みずから成長のための課題を設定する（3）
	人生の新たな目標を見出す（2）
	馴染んだ環境から飛び出す勇気をもつ（2）
仕事による影響（26）	主体性を取り戻す（2）
	仕事上の役割に対する責任感（4）
	自信を取り戻す（4）
	仕事上の困難への対処方法をとれる（4）
	いまの職場への満足を示す（6）
	経済面の安定（2）
	生活習慣の改善（3）
	自尊感情の低下（1）
本人がとらえている自分（37）	セルフイメージ（6）
	現在の自分を受け入れることができる（5）
	過去の負の体験を語ることができる（6）
	精神症状の理解とセルフケア（5）
	自分の特技・才能をわかっている（3）
	趣味や特技を活かした主体的な社会参加（4）
	楽しみの時間による生活の潤い・張り（5）
	セルフスティグマ（3）
ピアサポートの存在（17）	安心して仕事ができる仲間の存在（5）
	仕事仲間との共同体感覚（7）
	仕事仲間の力を認め、本人に伝える（2）
	仕事仲間から人付きあいの方法を学ぶ（2）
	仕事仲間からの誤った情報による動揺（1）

カテゴリー	サブカテゴリー
家族・友人の存在（14）	家族に受け入れられている感覚（2）
	家族による健康面の気遣い（4）
	気の乗らない日でも通所の後押しをしてくれる家族（2）
	友人とお互いに話しあえる・聞きあえる関係（1）
	素の自分を出せる友人がいる（2）
	気軽に遊べる友人がいる（1）
	単身生活から生まれた自信（1）
	家族の過干渉による窮屈さ（1）
スタッフのかかわり方（34）	本人を承認し、肯定的な言葉がけをする（3）
	本人の意思表出を助ける（2）
	本人と一緒に考え、行動を促す（4）
	本人の力を認め、伸ばす機会を与える（3）
	タイミングを判断し後押しをする（2）
	メンバーとスタッフが協働で目標・プランを策定する（1）
	仲間同士の一体感を高める（3）
	本音を出せるスタッフの存在（2）
	スタッフによるゆるやかな見守り（3）
	体調や気分の変化を観察する（2）
	スタッフから保健や医療との連携をはかる（3）
	地域サービスの情報提供（3）
	専門家主導の指導　※過去の職場（1）
	障害についての認識・理解不足　※過去の職場（2）
作業環境（5）	本人の能力や状態に応じた作業内容の工夫（2）
	集中できるような作業場の構造化（1）
	仕事上の具体的なルールを定める（2）

※□促進要因・■阻害要因，（コード数）。

研・究・報・告

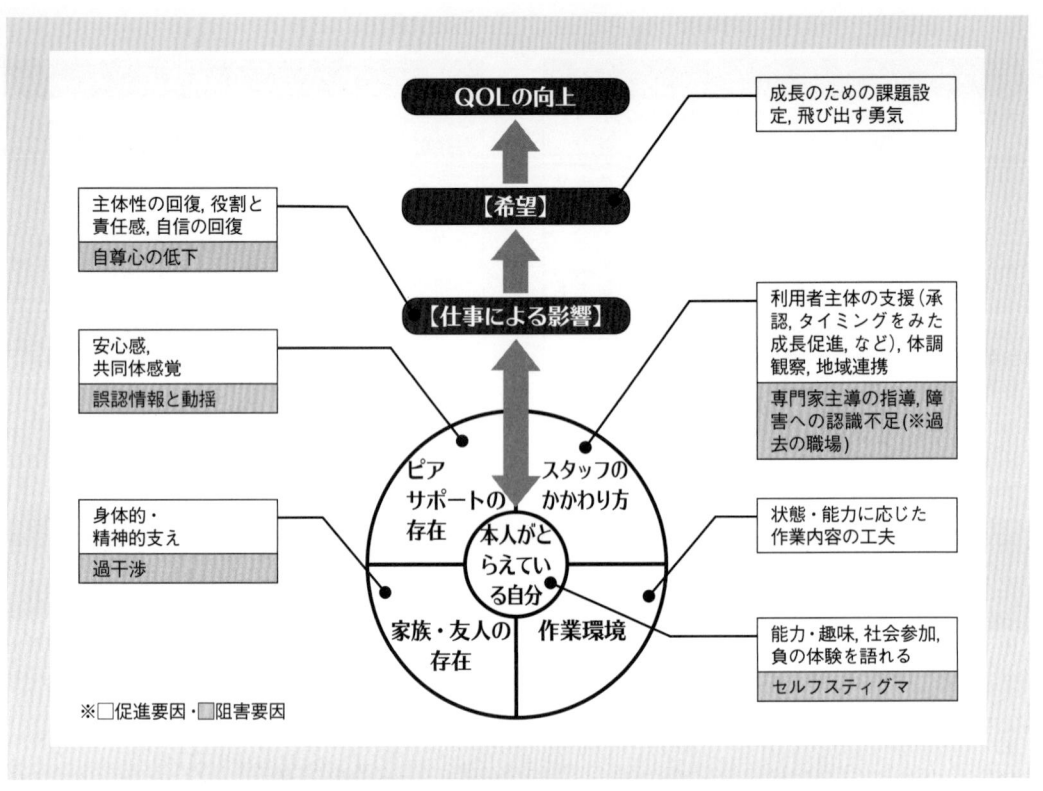

図2　B型事業所を利用する精神障がい者のリカバリー構成要因
※「暫定的な概念枠組み」と「結果」より筆者らが作成。

を学ぶ〉などの学習の機会にもなっていた。

【家族・友人の存在】として多くの方が、〈家族による健康面での気遣い〉や、〈通所の後押し〉など、家族による支援を語る一方で、［1人やき自分1人でなんでもやらないかん］など、〈単身生活から生まれた自信〉がリカバリーにつながっている方もいた。友人の存在は〈素の自分を出せる相手がいる〉など、心理的な支えとなっていた。

【スタッフのかかわり方】では、〈スタッフによるゆるやかな見守り〉や〈本音を出せるス タッフの存在〉など、スタッフとの信頼関係を表す言葉が多くみられた。また、本人の主体性を促す支援のあることが語られていた。たとえば、〈本人を承認し、肯定的な言葉がけをする〉〈本人の力を認め、伸ばす機会を与える〉〈タイミングを判断し後押しする〉など、本人の力や状態を把握・判断したうえで、本人が成長を実感し、自信を回復できるような働きかけであった。さらに、〈仲間同士の一体感を高める〉や〈メンバーとスタッフが協働で目標・プランを策定する〉など、スタッフはチームとしての

地域で生活する精神障がい者のリカバリーに関する要因分析

一体感・所属感をメンバーが感じられるように支援し、チームとしての力を伸ばす働きかけをしていた。そしてスタッフは、本人が［調子が悪くなっているなどの変化から、断薬があるのではないかなど、人の状態を把握している］や［業務日誌の利用／昨日1日の過ごし方、本日のつらかったこと・楽しかったこと・気づきを記入する］など〈体調や気分の変化を観察する〉役割があり、悪化に気づいた際には医療スタッフにつなげていた。

【作業環境】としては、〈本人の能力や状態に応じた作業内容の工夫〉や〈集中できるような作業場の構造化〉など、本人の障害特性や力を活かす工夫がなされていた。

(3) リカバリーの阻害要因

リカバリーを阻害する要因としては以下がみられた。

【仕事による影響】として、［当初は下請けのような単純作業で傷ついた］といった〈自尊感情の低下〉がみられた。

【本人がとらえている自分】として、［勉強ができても対人関係がダメ］といった〈セルフスティグマ〉があった。

【ピアサポートの存在】として、［人の意見に影響されやすく、誤った情報だとわかっていても、薬の中断などしてしまう］など、〈仕事仲間からの誤った情報による動揺〉があった。

【スタッフのかかわり方】として、過去の職場において［ただ従うように言われるだけだった］など、〈専門家主導の指導〉や、［身体障がい者中心の雇用環境でわかってもらえなかった］［前の職場では気持ちをなかなかわかってもらえず、暴れたこともあった］など、支援者側の〈障害についての認識・理解不足〉があった。

考察

1) 全体的なカテゴリー間の関係性

B型事業所を利用しながら地域生活を送る精神障がい者のリカバリーの構成要因として7つのカテゴリーが見出された。その関係性を分析すると、【本人がとらえている自分】を中心として、職場では【ピアサポートの存在】や【スタッフのかかわり方】や【作業環境】との相互作用、家庭では【家族・友人の存在】との相互作用を通して、【仕事による影響】が現れ、障害を抱えながらも、自身の人生に新たな目的と意味を創り出す【希望】が生成されていた（図2）。

2) B型事業所などを利用しながら地域生活を送る精神障がい者が主体性を取り戻し、リカバリーを促進させる

【仕事の影響】として〈主体性を取り戻す〉や〈自信を取り戻す〉などがあり、「自分はできる」という信頼（自己信頼）をB型事業所のなかで得られていることがわかった。それはさらに、〈現状を評価し、みずから成長のための課題を設定する〉など、主体的な成長課題への取り組みや、〈馴染んだ環境から飛び出す勇気をもつ〉など、新たな生活の創造に関心を向ける力となり、【希望】につながっていた。

以上のように、地域で生活するうえでは、本人の主体的な力や〈社会的役割の獲得や責任感〉が重要となる。そのためにはまず、みずからの

研・究・報・告

力に気づくことからはじまる。その力を活かす場は、B型事業所だけにとどまらず、ボランティア活動への参加など、さまざまな地域活動にまで及んでいた。

3) スタッフやピアサポートの力

本人はB型事業所で出会った【ピアサポートの存在】や【スタッフのかかわり方】との交流を通して、市民としての責任や義務、社会的な役割を認識するとともに、具体的な行動に移す足がかりを得ることができていた。また、希望をもってなんらかの行動を起こすためには、【ピアサポートの存在】や【スタッフのかかわり方】からのエンパワメントが必要であることが示唆された。

また、信頼できるスタッフが〈本人を承認し、肯定的な言葉がけをする〉などの肯定的なフィードバックを行うことは、「精神障がい者自身がポジティブな変化を感じることができる支援」[6]であり、専門家によるエンパワメントの1つといえる。

今回の研究からも【ピアサポートの存在】が重要であることが確認できた。信頼できる仲間の存在から「他者信頼」を得、そこから認められる自分を感じることで「自己信頼」を再獲得したと考えられる。さらに集団のなかで認められる所属感、すなわち「共同体感覚」[7]を得ることで、「みずからの力」を共同体のために活かしたいという思いが生じ、生活のなかに有意義な役割をもつことができたのではないかと思われる。

しかし一方、仲間の健康情報が必ずしも適切な情報でない場合や、医療・看護の専門家ではないスタッフからの健康情報には限界があることも明らかにされた。この点については、今後さらに看護と福祉が連携・協働した支援が必要となる。

4) B型事業所などを利用しながら地域で生活する精神障がい者のリカバリーに必要な看護の役割・機能についての提言

B型事業所などを利用しながら地域で生活する精神障がい者のリカバリー支援における看護職の役割は、本人や家族のリカバリー段階や、社会資源の活用状況などをアセスメントすることにより見出される。また、医療機関の看護師、行政の保健師、教育機関の看護教員らは、社会福祉現場の専門職（精神保健福祉士ら）との連携・協働が重要となる（図3）。

結論

本研究結果から以下のことが明らかになった。
（1）B型事業所を利用しながら地域生活を送る精神障がい者のリカバリーの構成要因として7つのカテゴリーが見出された。その関係性を分析すると、【本人がとらえている自分】を中心として、職場では【ピアサポートの存在】や【スタッフのかかわり方】や【作業環境】との相互作用、家庭では【家族・友人の存在】との相互作用を通して、【仕事による影響】が現れ、障害を抱えながらも、自身の人生に新たな目的と意味を創り出す【希望】が生成されていた。

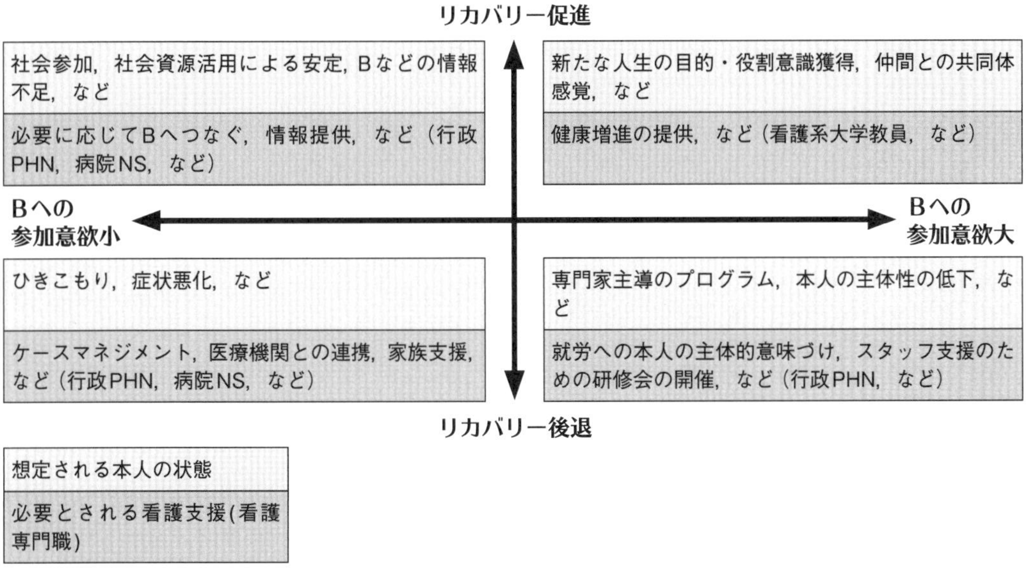

地域で生活する精神障がい者のリカバリーに関する要因分析

```
                        リカバリー促進
                             ↑
┌─────────────────────────┐  ┌─────────────────────────┐
│社会参加，社会資源活用による│  │新たな人生の目的・役割意識│
│安定，Bなどの情報不足，など│  │獲得，仲間との共同体感覚，│
│                         │  │など                     │
├─────────────────────────┤  ├─────────────────────────┤
│必要に応じてBへつなぐ，情報│  │健康増進の提供，など（看護│
│提供，など（行政PHN，病院NS，│  │系大学教員，など）        │
│など）                   │  │                         │
└─────────────────────────┘  └─────────────────────────┘
Bへの                                            Bへの
参加意欲小 ←─────────────────────────────────→ 参加意欲大
┌─────────────────────────┐  ┌─────────────────────────┐
│ひきこもり，症状悪化，など│  │専門家主導のプログラム，本│
│                         │  │人の主体性の低下，など   │
├─────────────────────────┤  ├─────────────────────────┤
│ケースマネジメント，医療機│  │就労への本人の主体的意味づ│
│関との連携，家族支援，など│  │け，スタッフ支援のための研│
│（行政PHN，病院NS，など） │  │修会の開催，など（行政PHN，│
│                         │  │など）                   │
└─────────────────────────┘  └─────────────────────────┘
                             ↓
                        リカバリー後退
```

┌─────────────────────┐
│想定される本人の状態 │
├─────────────────────┤
│必要とされる看護支援(看護│
│専門職)   │
└─────────────────────┘

B＝B型事業所

図3　B型事業所利用登録者（全体）に対する看護支援
※「結果」および文献検討により筆者らが作成。

(2) リカバリー要因には，促進要因と阻害要因が内包されていた。
(3) 医療機関の看護師，行政の保健師，看護系教育機関の教員らは，社会福祉現場の専門職（精神保健福祉士ら）との連携・協働が重要となる。

本研究の限界と今後の課題

本研究は，B型事業所3箇所での実施であり，事例数も少ないため，結果を一般化することには限界がある。今後は，次の点に留意しながら継続的に研究する必要がある。①今回インタビュー協力の紹介を受けた方は比較的状態が安定し，リカバリー過程が進んだ方が多かった。そのため，阻害要因の把握が不十分であった。今後はさまざまなリカバリー過程にある方を対象とする。②今回は，一時点のデータであり，回復のプロセスにそった促進・阻害要因をとらえるまでには至らなかった。そのため，今後はリカバリーのプロセスに着目する。③スタッフや家族の視点からのリカバリーを把握し，包括的なリカバリー支援のあり方を検討する必要がある。

〈謝辞〉

本研究を行うにあたり，インタビューおよび参与観察にご協力いただきましたみなさまに深く感謝いたします。

研・究・報・告

〈引用・参考文献〉

1）厚生労働省：社会保障審議会障害者部会精神障害分会報告書「今後の精神保健医療福祉施策について」の概要．http://www.mhlw.go.jp/shingi/2008/04/dl/s0411-7g.pdf，2002（2014年4月18日閲覧）．
2）マーク・レーガン著，前田ケイ監訳：ビレッジから学ぶリカバリーへの道―精神の病から立ち直ることを支援する．金剛出版，p.24-28，2005．
3）Deegan,p：Recovery；The Lived Experience of Rehabilitation. Psychosocial Rehabilitation Journal, 11（4），p.11-19，1988．
4）伊勢田千康子，相川知代，藤本裕二：精神障がい者の地域生活におけるリカバリーの実態．日本精神科看護学会，54（3），p.81-85，2011．
5）南山浩二：メンタルヘルス領域におけるリカバリー概念の登場とその含意 ―ロサンゼルス郡精神保健協会ビレッジISAに焦点をあてて．人文論集，62（1），p.1-20，2011．
6）藤本裕二，藤野裕子，楠葉洋子：地域で暮らす精神障害者のリカバリーレベルと背景項目の関連．醫學と生物學，157（6），p.941-945，2013．
7）小倉広：アルフレッド・アドラー―人生に革命が起きる100の言葉．ダイヤモンド社，p.68，p77，2014．

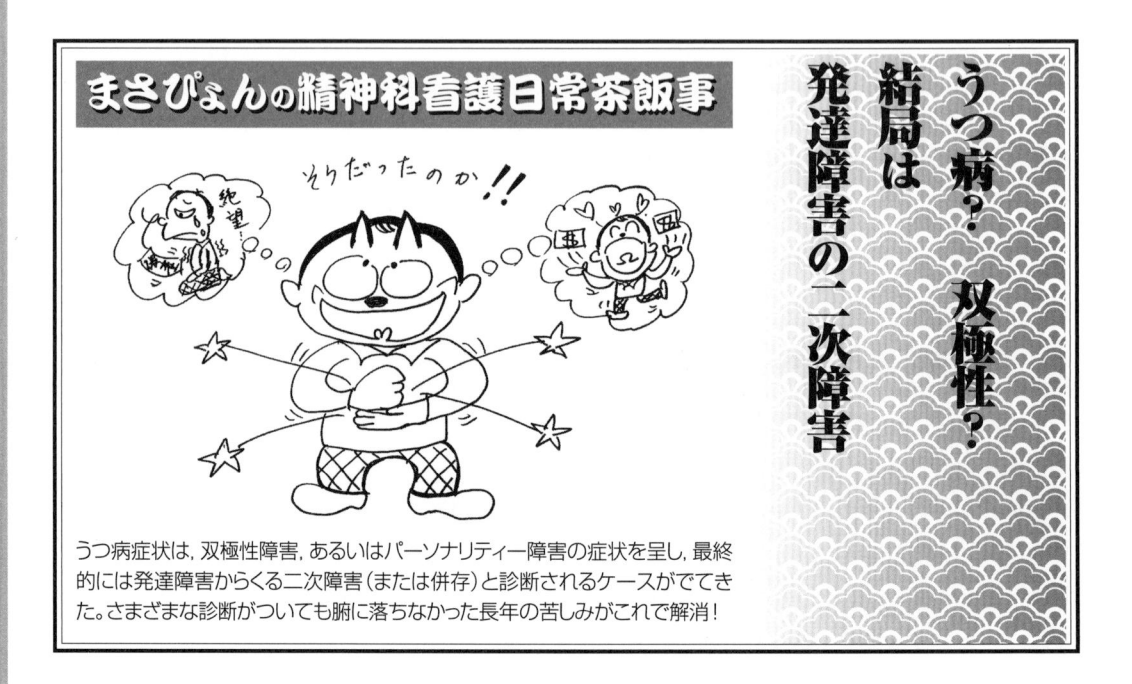

まさぴょんの精神科看護日常茶飯事

うつ病？　双極性？　結局は発達障害の二次障害

うつ病症状は，双極性障害，あるいはパーソナリティー障害の症状を呈し，最終的には発達障害からくる二次障害（または併存）と診断されるケースがでてきた。さまざまな診断がついても腑に落ちなかった長年の苦しみがこれで解消！

第7回 看護に行き詰ったら，当事者に訊いてみよう

メンタルヘルスマガジン こころの元気+

この連載は特定非営利活動法人 地域精神保健福祉機構・コンボが発行する「こころの元気＋」との共同企画です。
http://comhbo.net/

・今・月・の・お・悩・み・

「救えなかった命」

私は単科精神科病院で働く看護師。

10年も前のこと。私はある1人の男性患者Aさん（20代後半）を担当していました。Aさんは，これまで当院に数回入院経験があり，数か月の入院生活のあとで退院し，しばらくすると，また症状の悪化のために入院するというパターンをくり返していました。春ごろのことです。Aさんの症状が落ち着きを見せ，退院となりました。「もうココには帰ってこないから。もう小峯さんたちにお世話になることもないから。大丈夫！」。退院のあいさつのときに，Aさんは力強く，そう話してくれました。しかしその数日後，Aさんが交通事故で亡くなったという知らせを受けました。みずから車に身を投げてしまったと，その後来院してくれたご両親から聞かされました。

私の仕事である精神科看護はこころを看る仕事です。しかし私は，Aさんのあのときの本当の気持ちを看て取ることができなかった。この出来事は，私のこころをずっと離れません。仕事をしていくなかで「看護師さん，ありがとう」と言っていただくことがありますが，そう言われるたび，Aさんの顔を思い浮かべてしまい，「自分は救えなかった」という思いにかられます。こうした無力感はいつか癒えるものなのか，私にはわかりません。みなさんのなかで，こうした経験のある方がおられましたら，そこからの回復へのヒントをお聞かせいただければ幸いです。（栃木県・精神科看護師・小峯：仮名）

看護に行き詰ったら，当事者に訊いてみよう

ANSWER 1　千葉県　ペンネーム 丸長有人さん

　みずから死を選ばれたAさんの気持ちを看て取ることができなかった，と悔やんでいらっしゃるとのこと，その苦しさ，お察しします。私にも似たような経験があります。今年の夏，ある集まりで友の1人が私に言葉をかけて宴席を抜け出した後，行方をくらましました。翌日，友は自宅近くで亡骸で発見されました。どうやら自殺だったようです。後日，別の友から訃報を告げられたとき，頭が真っ白になりました。友が宴席を去る際，私がうまく引き留めるなりしていれば死を選ばなかったのでは，と私も苦しみました。でも，すでに起きてしまったことを変えるのは神様にもできません。私は数日間だけ失意に打ちひしがれていましたが，やがて日常生活に戻っていきました。相談者様の無力感がいつ癒えるのかは私にもわかりません。しかし，Aさんの氏名と人生を記憶していることこそが，最高の供養かもしれないと私は考えます。いまある命と向きあいながら。

ANSWER 2　石川県　ペンネーム 尚子さん

　私は統合失調症になっておよそ20年経つ者です。質問者の方の心中お察しします。
　私は当事者として，ある妄想にかられて自分は死なないといけない，そうしないと死刑にされると思い込んで，自傷行為を行った経験があります。まわりの医療関係の方や家族から忠告や心配があったにもかかわらず，それを聞かずに勝手に断薬をしてしまい，無理をして仕事をはじめたからです。
　私の考えでは，だいぶ症状が回復してきても安心するのは禁物です。私たちの病気はなかなか完治しにくい病気です。常にアンテナを張って患者さんを見守る必要があります。Aさんへの心残りがあるんですね。質問者さんはそこまで患者さんのことを考えてくださるとても優しい方だと思います。心の傷が癒されるまで時間がかかります。でも，ずっとAさんのことを忘れずに思い続けてください。いま看られてる患者さんのことも大切に見守り続けてください。

ANSWER 3　愛知県　後藤美枝子さん

　小峯さん。悲しい思いをしましたね。私も昔，親友を亡くしました。彼女からの最期のメールが「死にたい」でした。一人暮らしの彼女がアパートで悲惨な姿で発見されたのは，死後1週間経ってからでした。最後のメールから音信不通になった彼女のことを心配しながらも，私も体調が悪かったこともあり，彼女のアパートまで行くことはありませんでした。アパートまで行っていれば，メールの後すぐ駆けつけていれば，と毎日泣き，後悔しました。でも，泣いても，後悔しても彼女は戻ってきません。それどころか，私が悲しみと後悔で衰弱していくことを彼女は望んでいないだろうと思ったのです。そんな状態からの回復は簡単なことではありませんでしたが，私がきちんと生きることで彼女の供養になると思って生きています。小峯さんも看護師の仕事を全うしていれば，亡くなったAさんの供養にもなると思います。悩んでいるとAさんも天国で泣いてしまいますよ。

ANSWER 4　茨城県　ペンネーム 小生意気な患者さん

　患者さんの心を汲み取れなかったことの無念さをひしひしと感じ，この出来事が，貴方の人生に大きな影響を与えたであろうことが想像されました。しかし，このような経験は，看護師さん特有のものではないと思います。どんな職業に就いていても，仕事をしているか否かに関係なく，人として生きている限りは，避けきれない出来事であると認識すべきと思います。

　私は精神障がい者ですが，やはり同様に仲間を失い，悔しい思いもしています。しかし，人間，必ず，悔いが残るのが人生でしょう。後悔のあるところから，何を学ぶかです。障がい者は，特に「なぜ，自分が障がい者に……」という思いを必ず抱きますが，「なぜ，こうなってしまったのか？」という地点で立ち止まってしまっていたのでは，その先の光は見えてきません。この体験から学んだことを後世（後輩）に伝えていくこと。それが，貴方に課せられた使命だと認識し，お仕事をお続けくださればと思います。

ANSWER 5　佐賀県　ペンネーム 渡辺順郎さん

　小峯さんの気持ちお察しします。私にも，自殺という行為で死んでいった仲間が男女に1名ずついます。そして，私は自殺未遂者です。小峯さん，自殺を考えている人間の心なんか誰もわからないと思います。第一「死」を決めた人は人には話しません。死んでいく人の心のなかには，すでに死ぬまでのプランができあがっていて，自分の考えたストーリーで進みます。誰にも話すことなく。ある女性はものを食べなくなり，身辺整理をして，数か月後の冬に炬燵の中で死んでいた。発見したときには，足が腐敗していて，その女性のことが忘れられません。ですから，小峯さんは彼のことは頭の隅に置いておき，次の人との仕事を考えてください。そして，病院で仕事をするのであれば，そういうことは付きものです。私の付きあっていた精神疾患の仲間はすでに10名以上死んでいます。病院でも，数名の人を亡くしました。大親友も2人とも胃がんと膠原病で亡くしています。

ANSWER 6　東京都　ペンネーム 貴水実久里さん

　よく闘ったね。看護師さんとは立場が違いますが，私の知人でも，みずから命を落とした人がいます。私と同じ精神疾患で，共感できることもあったはずです。「もう大丈夫」の言葉を信じていましたが，いまでは「大丈夫」という言葉を信じていません。「いまは大丈夫でもまたツラくなったら話をしようね」と，お互い生き延びることを約束して別れます。活き活きと生きなくていい，ただひっそり「息て」いてくれればよいと思います。看護師さんは，看る患者数も多いでしょう。そのなかで患者さんが亡くなり，いまも苦しんでいるお姿は一患者として心苦しく思いました。誰も神様ではありません。「救えなかった」と思わないでください。毎日，病気と闘い苦しい日々のなか，看護師さんの存在はありがたく，あの日，あのときの言葉1つで翌日までは生き延びられました。お亡くなりになられたことは大変残念ですが「闘病生活，お疲れ様」と見送ってください。

清里 楽園生活のすすめ 03

半農半ナース 『作り出し，生み出す世界へ』

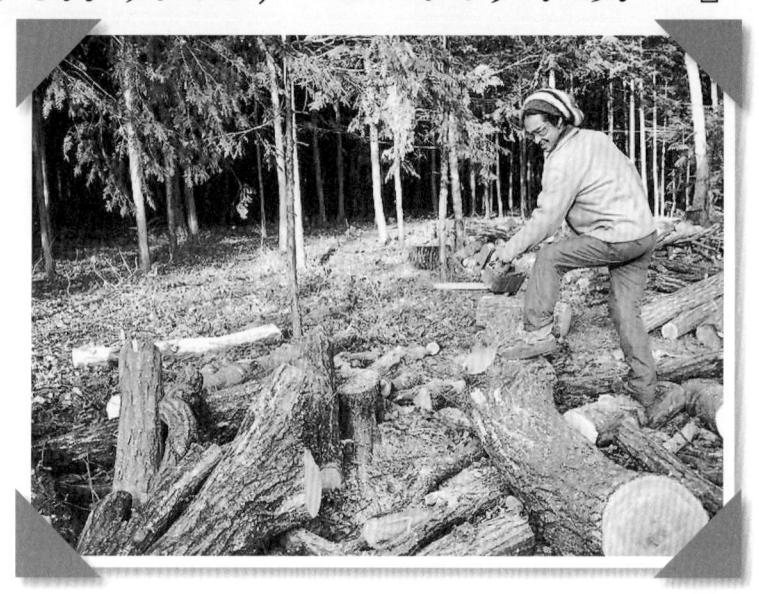

吉田周平
よしだ しゅうへい
医療法人韮崎東ヶ丘病院 看護師

　1日は24時間。1年は365日。時間に直せば8,760時間になる。この事実は，誰でも同じ。その決められた時間をどのように使い，充実した生活をするか。

　現在，私がこんな形（なり）でも勤めることのできている韮崎東ヶ丘病院。2交代制で夜勤が月に4回程度。日勤も入れると週のうち4～5日はナースマンとして働いています。

　その仕事の合間をぬって，わが村の自給的生活も両立していきたい！ 基本的にVillageの生活は太陽とともに生きるスタイルなので，出勤までの朝の時間が貴重になってくるわけですね。

　毎日2時間早く起きたら，1年が1か月増える。2時間×365日＝730時間＝約30日。早く起き続けたら，1年に過ごせる時間はおよそ1か月分増える計算です。

　そして，朝の出勤前の2～3時間，全身で朝日を浴びながら作業をすませます。

　「おはよう」の合図で，動物の世話から始まり，車で5分の田んぼへ水の入り具合や抜け具合，成長具合の観察へ出かける。戻ってくると今度は畑を1周。野菜たちの成長具合をニヤニヤと眺め，朝食や昼の弁当用の食材調達をして，ようやく朝食に。時間があるときは日曜大工をしてから出勤することもあります。そして朝食を食べ，ナースマンとして出勤。

　通勤時間は車で40分。この辺りの通勤時間としては比較的長い

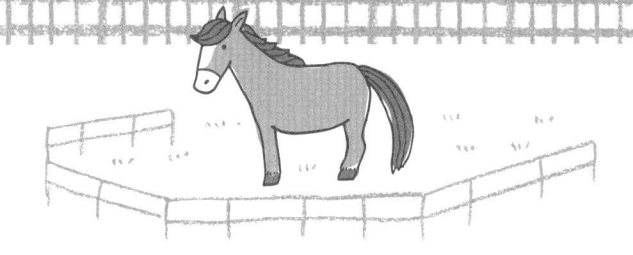

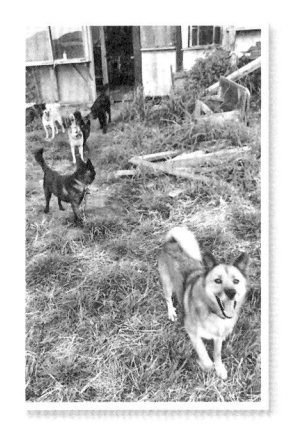

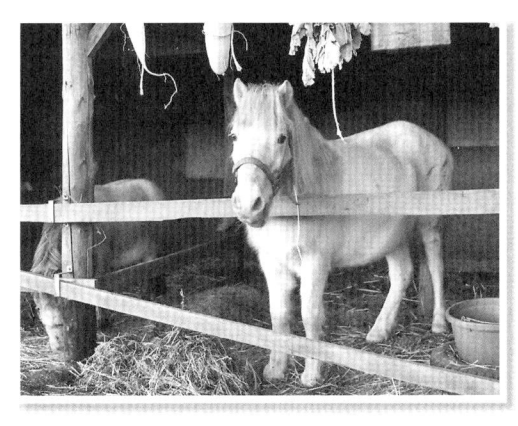

写真1・2 「お金に縛られているといった『時間の概念』に対して、自分をなんとか解放する生活をしてみたかった。『買うこと・与えられる』ことがあたりまえだった世界から、自分で『作り出し・生み出す』世界へとたどり着いたのです」。

道のりにあたるわけですが、その道中はというと、ほとんどVillageでの生活を「妄想」しているわけです。

明日はこうで、次の休みはこうする。次の作業はこれから始めてといったイメージを膨らませる（「もっと看護のことも考えろ」と突っ込まれそうですが……）。

イメージというのはとても大切で、それをこの現実世界に作り上げていくわけですから、この時間が自分にとってはとても重要になるのです。

職場においても患者さんにいろいろな場面で、村であった出来事を写真などを見せながら話すことがあります。高齢の患者さんから生活の知恵なんかを勉強させてもらうこともしばしば。話をしていると、若い患者さんにはこのような生活が珍しく映り、高齢の方には懐かしさが蘇る。そんなことを勝手な印象として受けています。

仕事が終わり、日が長い季節ならば、まだ作業の時間があります。身体の声を聞きながら、疲れが残っていないときは野良仕事をちょこっと。

そして夕飯を食べ、お酒を嗜み、家族や犬と団らんしているうちにすぐに眠気が襲ってきます。そうなったら、犬7匹の待つベッドへもぐり込む（睡眠時間は最低8時間）。こんな生活をしていると1日なんて本当にあっという間に過ぎてしまうんですよね。

このような生活を始めて5年。自給的な生活を始める前の私の「時間の概念」は「お金」というものに縛られている部分が大きかったのだと思います。

お金を得るためにまずは仕事をしなくてはいけない。そのお金のために自分の人生の3分の1以上を捧げなくてはならないのか……。それぞれの人生なので、時間の使い方は個人の自由なわけですが、私の場合は、そうしたお金に縛られているといった「時間の概念」から、自分をなんとか解放する生活をしてみたかった。「買うこと・与えられること」があたりまえだった世界から、自分で「作り出し・生み出す」世界へとたどり着いたのです。

結局いろいろな概念や、現在の人生は、いままでの自分が作り上げていったもので、それを変化させるかどうかも結局自分次第だと思うわけであります。

喪失と再生に関する私的ノート
[NO.13 使命感の崩壊の狭間で]

NPO法人相双に新しい精神科医療保健福祉システムをつくる会
相馬広域こころのケアセンターなごみ所長／精神科認定看護師
米倉 一磨 よねくら かずま

忘れ去られる被災地の危機感

『相馬広域こころのケアセンターなごみ』が開設1年を迎え，ACTなどの研修や支援の甲斐もあり，心のケアセンター事業や精神障害者アウトリーチ推進事業（震災対応型）が少しずつ形になってきました。残された課題は，センター長である私自身のリーダーとしての力。しかし，そのような事情はお構いなしに，マスコミ，ボランティアなどが見学や案内を希望し，広報活動のために受け入れ日程を調整する日々が続きました。

放射能の影響について話すときには，自分の考えと事実を混同しないようしなければなりませんでした。当時，福島第一原子力発電所事故の放射能の影響がクローズアップされ，「安全か・安心か」への答えを誰も持ち合わせていませんでした。この地域では，津波の被害の他に，放射能の影響によって避難していた先から戻ってきた者，避難せずにいる者，避難先で就職や子どもの就学が安定している者など，それぞれの事情や地域性などが複雑に絡みあっているのです。このような状況では，心の問題と放射能による影響の因果関係を説明することも困難です。さらに，放射能による身体への影響のみ取り上げられることは，この地域への差別を生み，結果として復興を遅らせることにもなりかねず，自分の発言にも注意を払う必要性がありました。マスコミの取材には，取材の趣旨をていねいに聞き，慎重に対応しなければなりませんでした。

「この地域が忘れ去られる……」

このような日常をくり返していくうちに，自分の心のなかに異常と思われる心理が生まれてきました。見学者やボランティアなどが途切れてしまうと「この地域が忘れ去られてしまう……」と感じてしまうのです。特に，福島以外の地域へ行くと，被災地の報道が少ないことに危機感を感じ，「被災地のことは理解されていない，災害がまた起こればいいのに」と，被災地以外の地域への負の感情が湧き出てきたのです。この感情が起こった後，自分の使命感だけで走り続けていたため，燃え尽きているのが原因だと自覚し，自分をケアすることを考えました。そして，何もない休日を必ずつくるように努め，自分を落ち着かせていきました。

当事者とともに成長する

当時の私は，スタッフが成長するためには自

分がモデルになることが必要であると考え，そのために弱みを見せられない，といった思いを強く抱き，孤独だったのだと思います（元自衛官魂の影響でしょうか）。
　そんなとき，ある対象者が私の心を癒してくれたのです。既存の医療保健福祉事業所にもつながらない治療を中断していた方で，福島県立医科大学の心のケアチームから引き継ぎ訪問をしていました。この方はアウトリーチ事業の対象者で，幾度となく訪問しましたが，継続的な医療につながらず，スタッフの間で「支援には限界があり，入院させたほうがよいのでは」という雰囲気が高まっていました。
　しかし，根気強くかかわりつづけていくと，なんとこの方は，みずから事務所に通うまでになりました。毎日スタッフが入れ替わりレクリエーションなどでかかわることによって，あいさつもできるようになりました。お金も自分の判断では使うことすらできなかった方が，スタッフと一緒に弁当を買い，一緒に食べるようになりました。お風呂も毎日入らなかったのですが，スタッフと一緒に行くまでなっています。確実に社会の一員として成長する姿を見ることができたのでした。スタッフは，この方のような，支援が困難とされる対象者と接しながら，かかわり方次第で確実に人が変わることを感じ，自分たちの支援はこれでよいのだと思え，自信をつけていきました。被災地のアウトリーチ推進事業は手探り状態でのスタートでしたが，1年が過ぎ，少しずつ対象者とともに私たちも成長していきました。
　もう1つ，うれしいことがありました。
　仮設住宅のサロン活動は，私たちスタッフが

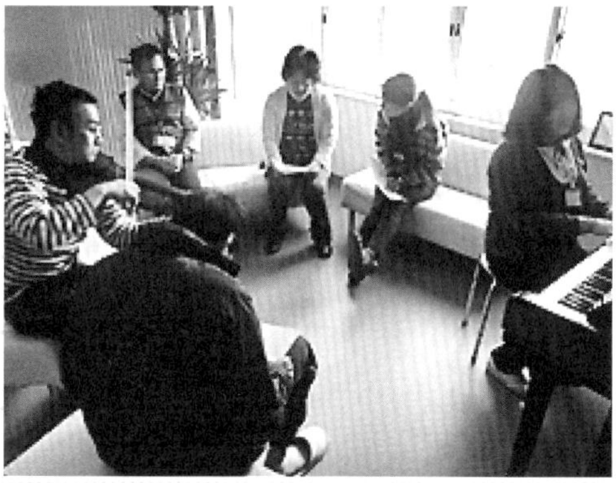

写真1　当事者と一緒に祝ったクリスマスパーティー

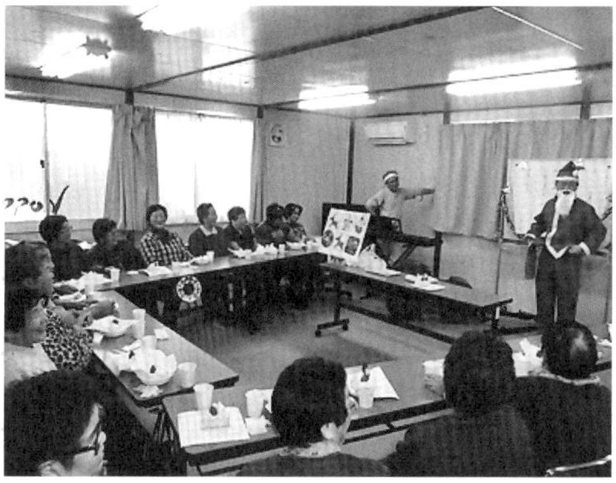

写真2　こちらの仮設住宅住民が主体となり開催されたクリスマスパーティー

主体でしばらく行っていたのですが，震災後，1年も経つと，住民が主体となる仮設住宅ができてきたのです。それは，中心となって進めていただけるリーダーが育っていったからです。障がい者や震災で心に傷を負った方にはレジリエンス（回復力）があり，心のケアを行う支援者の役割は，回復のきっかけを見つけ後押しすることであると感じました。

（次号に続く）

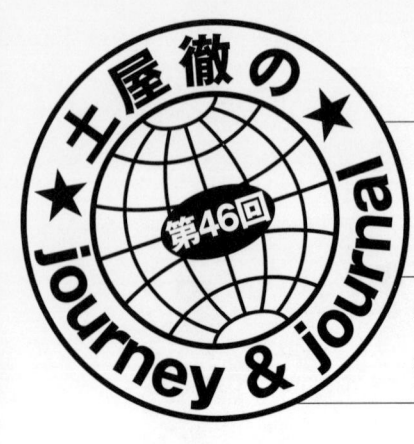

土屋徹の journey & journal 第46回

あらためてACTについて！

土屋徹，office 夢風舎 舎長。その他，クリニックに勤務しながらフリーランスとして全国を飛びまわり，精神保健福祉関連の研修を行う土屋さんが，〈個人的に肌で感じた〉，看護師さんが知っておいて損はない精神保健医療の動向とニーズを紹介します。

ACTとSST

時の経つのは早いもので，もう2014年が終わろうとしています。ここ数年「1年があっという間に過ぎていくね」と友だちと話すことが多くなりました。

さて，少し前の話ですが，ACT（Assertive Community Treatment：包括型地域生活支援プログラム）のネットワークが開催している全国研修会が，福岡市で行われ，そのときに分科会を担当させていただきました。

私が担当した分科会は『ACTで使える個別SST』でした。このテーマでの分科会で何をしたらよいのか，少し悩みました。もちろん，ACT全国研修会というイベントなので「ACTにおける○○／ACTで使える○○」というテーマを設定していくのは当然です。しかし，そもそもACTはアウトリーチの1つの形であり，前々から取り組まれている訪問看護の枠の中でも，個別支援でも，基本と応用できることは同じなのです。ですから，今回はACTという枠組みだけでなく，分科会の冒頭で「アウトリーチ全般で応用できるSSTを一緒に学びましょう」とお伝えしてスタートしました。

対象者の家に出向いてのSST

まず最初は，私が実際にACTの活動中に行った実践を報告しました。詳しい内容は省きますが，妄想によってある行動を起こそうとした利用者さんと喫茶店で行った練習，妄想から警察に訴えを起こそうとしたときに，自分の事情をはっきり伝える練習などについて話しました。両者ともその精神的な症状だけをみたら，入院治療が必要な方ではないかと思うのですが，ご本人の希望を応援するということと，地域生活を長く維持していくという視点に立った練習法を紹介しました。

さて，アウトリーチにおけるSSTでは，IVAST（In Vivo Amplified Skills Training：実生活・拡張型・技能・訓練）という取り組みも紹介しました。これは，病棟で行っているSSTとは違って，対象者の生活の場に出向いて行う練習方法です。

病棟で行うSSTは架空の場面を設定して，相手役も参加者やスタッフに演じてもらうのですが，IVASTという取り組みでは，練習する場＝スキルを使う場であり，相手役＝役ではなく実際の人，ということになります。ですから，より実社会や実生活に即した場面・相手であるので，練習したことをすぐに活かすことができ，その場でフィードバックもされるのです。近ごろでは，退院を目前にした患者さんや，地域で生活をはじめたばかりの方などに対して，行われることが多くなっています。

以下にどのような練習や取り組みをするの

かを書いてみます。①人と人とのやりとり（コミュニケーション，親和的スキル），②身だしなみや身繕い，③買い物など，お金を使うことの交渉術，④自分の大切なものなどを管理する術，⑤外食などでのやりとり，⑥電車やバスの利用の仕方，⑦休日など，自分の時間の使い方・過ごし方，⑧今日だけでなく「これからどうしていこうか」という方向性をつくっていくこと，などです。

今回は自分が行ってきたSSTの取り組み，そしてIVASTという取り組みを紹介しながら，マンツーマンでの演習をいくつか行いました。

日本の精神医療のなかのACT

さて，今回のACTの集まりに参加して，いくつかのことを考えました。私がACTの実践を初めてから11年が経過します。その間にたくさんのACTという名を冠したチームが立ち上げられています。深くかかわりのあった者としては，うれしさと不安と少しのさみしさなど，いろいろ葛藤してしまうこともある今日このごろです。ACTは今後，日本のなかでどのような位置づけにおいて行われていくのかも気になります。

昨年まで行われていたアウトリーチ推進事業が終わって，診療報酬の改訂のなかに，きちんとした体制のもとで重度の方に対応することで，加算されるという項目もできました。

いくつかのチームは，その加算を使って収入を得ていると思います。ACTは，海外では包括的にお金が支払われることが多いのですが，日本の制度では「訪問に行っておいくら」というようになってしまうので，不必要な訪問が増えることなどを危惧する方もいます。また，「重症」などの定義についても「医療的に重度なのか／生活面での重度なのか」ということを議論していかなければならないと思います。このこと以外でも，日本の文化や地域の仕組みのなかでのACTのあり方について考えなければならないことは，たくさんあります。

ACTと入院医療

そうそう，せっかく誌面をお借りしてACTのことを書かせていただいたので，みなさんにお伝えしようと思うのですが，ACTは決して「入院を悪として考えたり，病院を潰そう」なんてことを目的に行っているものではありません。「より多くの精神障害をもつ方たちが，1日でも長く地域生活ができるように，ご本人を主体として応援していくこと」だと思っています。私たちの想いによって入院を回避させるのではなく，ご本人たちが地域で生活することを応援させていただく取り組みでなければならないと考えます。

来年2015年，ACTの全国研修会は10月に北海道の帯広で開催されます。みなさんもぜひぜひ参加してみませんか。

ブログ，よろしかったら見てください→
「つっち〜のお部屋　私のつぶやき」
http://tuchi-t.cocolog-nifty.com/

坂田三允の
漂い
エッセイ —— 106

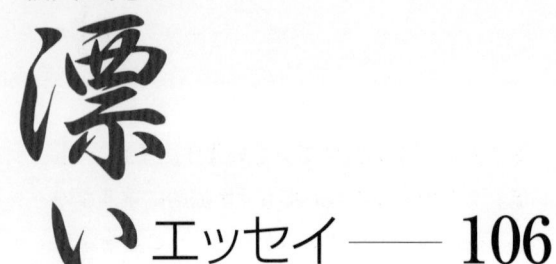

ばばは大雑把

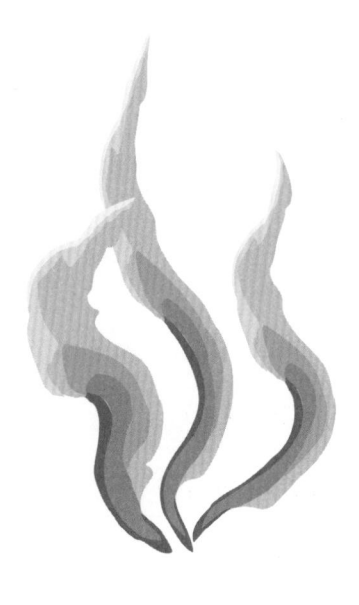

　1週間ほど前のことになる。私が作ったサンドイッチのことで，長女と大いに揉めた。夫の入院以来，家事全般が私の役割になった。孫の朝ごはんを作るのもその1つ。私たちの時代がそうであったように，味噌汁に卵かけご飯（卵は貴重だったから，毎日というわけではもちろんない。お味噌汁と漬物だけの日もあれば，前日の残りの油揚げと大根のお煮しめだけの日もあったし，梅干の入ったおにぎりだけのときもあった）というようなものであれば，なんということもないのだが，近ごろのガキ（あえていう）どもは，何かと文句が多い。彩がどうの，味がどうのとうるさいのだ。まあ，私も作ることは嫌いではないので，それなりになんとかなっているのだが，たまたま，その日はご飯の残りもなく，私の気分（？）に合う食材がなかった。卓袱台（テーブルというよりは，いろいろなものが散乱している卓袱台というほうがぴったりする）を見回して目に入ったのが厚切りのデニッシュ。"よし，これを2枚にしてサンドイッチを作ろう"というわけで，いつもなら1枚ですませるハムを2枚重ねにして，大サービスのサンドイッチを作ったのだ。たしかに厚切りのパンを2枚にするときに，きれいな2枚になったわけではなく，厚いところと薄いところができてしまったのは事実である。

　しかし，帰宅後に孫が食べていったかと聞くと「食べていかないよ〜」という。「なんで？」「デニッシュでサンドイッチなんてありえなくねって」「あら，クロワッサンにサンドだってあるじゃない。で，誰が食べたの？」「私」「まずかった？」「いや，美味しかったけど」「でしょ」「ちょっと甘くて，塩味もあって。よかったよ」「じゃ，なんで食べていかなかったのさ」「う〜ん。雰囲気？　食欲がわかなかったんじゃない？　大体さ，ばばは何事も大雑把だからさ」「私のどこが大雑把なのよ」「大雑把だよ〜」「だから，どこが」「だって，料理なんか全然レシピどおりじゃないしぃ。残り物で適当に作るじゃん」「でも，まずくはないでしょ」「美味しいよ」「じゃ，いいじゃない」「別に悪いって

坂田三允
さかた みよし
多摩あおば病院看護部顧問（東京都東村山市）

Miyoshi SAKATA
TADAYOI ESSAY

言ってないよ」「だって"大雑把"だって言ってるじゃない」「え，大雑把って悪口なの？」「悪口じゃなきゃなんなのよ」「ほめたつもりなんだけど……あ，"おおらか"って言えばいいのか」「それなら許す」「おおらかと大雑把って違うんだ」「違うでしょ」「同じようなものだと思ってた」。

う〜ん。「おおらか」と「大雑把」，う〜ん。どこがどんなふうに違うのか，細かいことにこだわらないという点では同じようなものなのだろうけど，伝わるニュアンスはずいぶん違う。詳しいことは私にもわからないが，大雑把はまさに「雑」な感じがするのに対して，おおらかというと，なんとなくゆったりした雰囲気になるではないか。などとこだわっている私は，ちっともおおらかではないのではないか。あら，嫌だ。つまり私は自分がせっかくハムを大サービスして作ったものをけなされて（と思って）ムッとしただけ？ なんとまあ，肝っ玉の小さいこと。

それから2〜3日後，本屋さんで佐藤愛子さんの『楽天道』なる本を見つけた。佐藤愛子さんといえば，『戦いすんで日が暮れて』という本が有名だということと，『かわいいかくれんぼ』や『小さい秋みつけた』を作詞したサトウハチローさんの妹であるということくらいしか知らない。ただ，『戦いすんで日が暮れて』を出版されたとき，とても勇ましい人というふうに宣伝（？）されていたような記憶がある。でも，何より，「楽天」という言葉に惹かれて買い求めた。「楽天」は「おおらか」に通じるような気がしたからだ。しかし，まえがきを読んで驚いた。「人はなんと思おうとも私は私の信念をもって書き，かつ生きてきたと言う姿勢を通している。（中略）次々に襲ってきた艱難辛苦に負けずに今日九十歳まで生きてこられたのは，楽天主義のおかげである。（中略）あえて『道』としたところに，私の楽天に対する並々ならぬ思い入れがあることをご理解いただきたい。（中略）ノホホンと楽天的でいればいいというのではない」とある。

う〜む。ノホホンとしているのが楽天的なのだとばかり思っていた私としては，ひたすら恐れ入るばかりだ。（楽天道）は「人生修行の一手段で，悲運を克服しそれなりの幸福を目ざすための修行として，楽天に向かう道である」のだという。財布に1万円もあるから大丈夫と思える私は楽天的な人だと思っていたのだけれど，佐藤愛子さんの定義ではまったく違うことなのだ。多分，私のような場合は楽天ではなく，単なる「能天気」なのだろう。楽天も能天気も似たようなものだと思っていたけれど……やっぱり，私は大雑把なのかもしれないと思った。でも，それで，これまで生きてきた。不満がまったくなかったといえば嘘になるけれど，お陰様で，克服しなければならないような悲運に見舞われたこともなかった。『楽天道』を読み終えて，これからも，私は能天気のままで大雑把に生きていこうとしみじみ思うのだった。

本との話

渡邉貴史 わたなべ たかふみ
医療法人山角会 山角病院 精神科認定看護師
精神科薬物療法看護領域（山梨県甲府市）

モーズレイ摂食障害支援マニュアル
当事者と家族をささえるコラボレーション・ケア
ジャネット・トレジャー　ウルリケ・シュミット
パム・マクドナルド 編　中里道子　友竹正人 訳
金剛出版　定価（本体5,400円+税）　2014

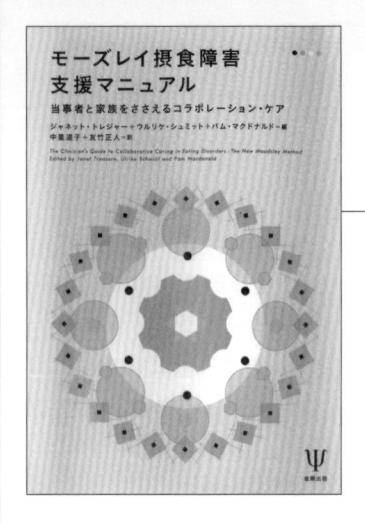

「食べる」とは

　普段あたりまえのように行っている"食べる"という行為について考えたことがあるだろうか。意識的に考えられることは少ないものの、"食べる"という行為、"食べたい"という欲求が生命活動の基本であることはいうまでもない。しかし、その生命活動の基本が、摂食障害をもつ患者においては不足／過剰であり、それゆえに自身のみならず家族の生活にも多大な影響を及ぼす。

　本書は17章で構成され、筆を執っているのはロンドンのモーズレイ病院および臨床・研究チーム、さらにチームがコンサルタントした関係者である。摂食障害をもつ患者や家族の疾患受容、それに伴う葛藤や社会的責任、また医療従事者がもつべき観察点、倫理的・法的裏づけをもった家族への介入方法が、みずからの体験を踏まえながら、詳細に述べられている。

摂食障害の原因

　摂食障害の原因については正確なことがわかっていないのが現状であるが、さまざまな要因が組み合わさっていると考えられている。本書ではその要因を、先行因子、増悪因子、持続因子の3つに分けて説明している。

　先行因子には、遺伝的素因、出産時外傷、幼少期の器質、性格因子、環境因子、幼児期の虐待、ネグレクト、親からの高い期待などがある。また増悪因子には、過度なストレスエピソードやダイエットがある。

　近年では、中高生の無理なダイエットの背景にある美に関する過度なボディーイメージからくる否定的な自己評価や、幼少期に虐待を受けた子どもが食事を摂らないことで親から心配してもらい愛情を求めるというパーソナリティーの歪みなどが、拒食を誘発する原因として取り上げられている。一方、過食の場合は、幼少期から肥満体型を非難されたことによる低い自己評価に由来するダイエット、生活のなかでストレスのコーピングが行えないことなどが誘発原因としてあげられている。いずれからも、目先の問題にばかり注目して観察するのではなく、生育歴を知ることが患者を知ることにつながるということを再認識させられる。

家族が摂食障害になったら

　ある日突然、家族が摂食障害と診断されたら何を感じるであろうか。突然の診断を受け入れることができないことから、不安、抑うつ、怒り、罪の意識や自責の念などの感情が湧いてくるかもしれない。また、なぜ自分の子どもが摂食障害になってしまったのか、自分たちの育て方が悪かったのか、まわりの人から子どもはどう見られているのかと悩むこともあるだろう。あるいは、"食べない"ことが腹立たしく思え、子どもに攻撃的になる家族もいる。過食や拒食が、単純に本人の意

BOOK REVIEW

思によるとはいえないことに気づかない両者の間では「食べたくない／食べさせたい」というやりとりが続く。変わらない状況のなかで家族は疲弊し，自身の健康にまで影響を及ぼしていく。

本書で紹介される摂食障害の家族会『beat』には，どうすれば本人に治療の必要性を受け入れさせることができるかという質問が多く寄せられるそうだが，このように家族の感情表出（Expressd Emotion）が強いほど，家族は病気に対して批判や敵意をもつという。摂食障害を性格ととらえ，病気を理解しないままに子どもの行動を強制的に変えようとすれば，結果的に状態が悪くなることは言うまでもないだろう。第5章では，こうした家族のタイプを次の4種の動物に例えている。「カンガルータイプ：感情が強く支配しすぎる」「サイタイプ：非常に理屈っぽく暖かみが少ない」「ダチョウタイプ：感情を見せず管理しなさすぎる」「クラゲタイプ：感情的になりすぎて管理しない」。

摂食障害の治療では，家族が病気を理解することと並んで，患者さんに対する自分たちの"傾向（型）"を知ることが重要である。そうした"傾向"を家族と考えていく際に，難解な医療用語を避けたこの「動物の比喩」は効果的である。私も実践に取り入れたい。

病気を認めるということ

しかし，患者やその家族が"病気を認める"ということはそう簡単なことではない。疾患受容を促すかかわりの困難は，医療者ならば少なからず経験したことがあるはずだ。医療者や家族ばかりが治療に熱心である状況では，当事者の気持ちはますます離れ，関係に溝ができ，修復するまでに長い月日が必要になる。

疾患受容の困難，また治療を拒否することの背景には，変化への準備ができていないことが原因としてあるのではないだろうか。健康変容のモデルでは，問題を自覚し，人生やその価値について考える「前考慮期」，現状と人生の目標の間に葛藤する「考慮期」，変化について具体的に考え障害に対して対策を立てる「準備期」，行動実験を計画し結果を予測し，総括し振り返る「行動期」，失敗を成功体験とし初期のステージに後戻りする「維持期」の5つに分けられる。過去のスキーマーと経験から認知の歪みが起こっている患者に健康行動変容を促すには，こうしたステージの変化に応じた介入と動機づけ面接が必要になる。より具体的な方法をここで紹介したいところだが，実際に本書を読んで理解を深めていただきたい。看護の視野が確実に広がり，実践に活かしたいという気持ちになるだろう。

最後に，本書のなかで心に残った言葉で締め括りたい。"LESS is more"，それは，L=listen（聴く），E=empathize（共感する），S=share（共有する），S=support=（サポートする）。医療現場では出会いや学びとともに，多くの葛藤も生じる。そうしたときこそ，"LESS"という援助の基本に立ち戻ることが必要ではないか。その地点から自身のかかわりを振り返る営みが，次なる一歩を踏み出させてくれるはずだ。

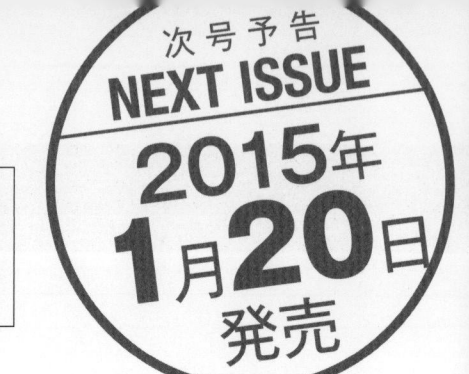

次号予告
NEXT ISSUE
2015年1月20日発売

精神科看護 2015 2
THE JAPANESE JOURNAL OF PSYCHIATRIC NURSING

特集 知的障害を併せもつ
　　　精神障がい者への看護

知的障害をもつ人へのケアの基本知識
知的障害の特性を理解してケアに臨む
　―「問題行動」をどうとらえるか
知的障害を併せもった精神疾患患者へのケアのあり方

Editing Post Script

◆2014年の特集タイトルを並べてみると"振り返る系"のワードが多く「なんとも後ろ向きな……」と少し反省もされますが，ただ，これは弊誌が大切にしているスタンスの1つでもあります。今回の座談会のなかでも語られていたように，自明のように思われている物事が実はとても成し難いという現実が，精神科臨床にはまだまだ多いのではないでしょうか。そうした"あたりまえ"を，現場のみなさんと一緒にていねい考え直していきたい，そう思っています。とはいえ，前向きな（？）最新情報もお届けしていきますので，2015年もどうぞよろしくお願いいたします。　　　　　　　　　　（M）

◆やってみたいな，という企画のことを書きます。長期入院されている患者さんが思い出し思い出し話してくれる，まだ自分が入院する前の思い出の場所やひとを，その人の代わりに訪ね，その患者さんに「こんな風に変わっていた」とお伝えするという企画です。取材で出会う患者さんから「あの場所，いまどうなっているかな」という呟きをよく聞きます。そんなところから思いつきました。テーマは「思い出の更新」です。なんだそりゃ，という企画ですが，意味づけを明確にしながら，具体的な形にできないものかと思っています。　（S）

Staff

◆編集委員
　木下孝一（医療法人共生会南知多病院）
　瀬野佳代（医療法人社団恵友会三恵病院）
　畠山卓也（公益財団法人井之頭病院）
　松岡裕美（東京医科歯科大学医学部附属病院）
　南　敦司（医療法人北仁会旭山病院）
◆編集協力
　南迫裕子（公益財団法人神経研究所附属晴和病院）
◆EDITOR
　霜田　薫／鈴木基弘
◆SALES MANAGER
　齋藤　翼
◆DESIGNER
　田中律子／浅井　健
◆ILLUSTRATOR
　BIKKE
◆発行所
　（株）精神看護出版
　〒140-0001　東京都品川区北品川1-13-10
　　　　　　　ストークビル北品川5F
　TEL.03-5715-3545／FAX.03-5715-3546
　http://www.seishinkango.co.jp/
　E-mail　info@seishinkango.co.jp
◆印刷　山浦印刷株式会社
◆本書に掲載された著作物の複製・翻訳・上映・譲渡・公衆送信（データベースへの取込および送信可能化権を含む）に関する許諾権は，小社が保有しています。

精神科看護
2015年1月号　vol.42 No.1　通巻268号
2014年12月20日発行
定価（本体価格1,000円＋税）
ISBN978-4-86294-172-5

定期購読のご案内　月刊「精神科看護」は定期購読をおすすめします。送料，手数料は無料でご指定のご住所へお送りいたします。バックナンバーからのお申し込みも可能です。購読料，各号の内容，申し込み方法などは小社webサイト（http://www.seishinkango.co.jp/）をご確認ください。